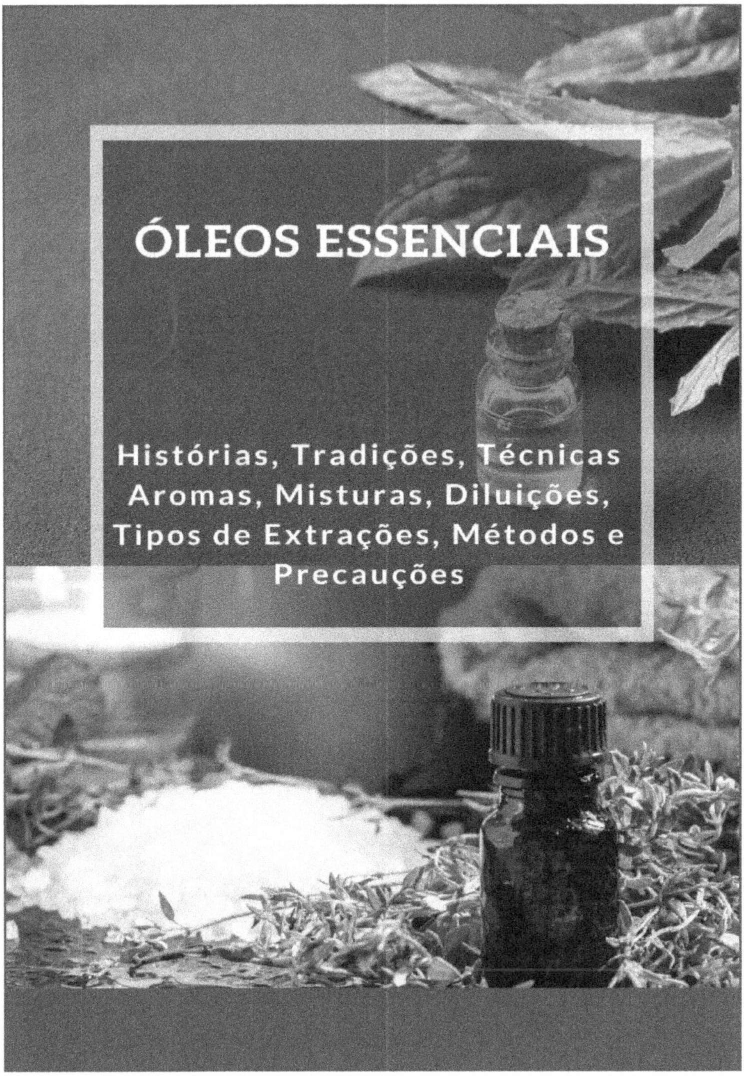

ÓLEOS ESSENCIAIS

Histórias, Tradições, Técnicas Aromas, Misturas, Diluições, Tipos de Extrações, Métodos e Precauções

ÓLEOS ESSENCIAIS

HISTÓRIAS, TRADIÇÕES, TÉCNICAS, AROMAS, MISTURAS, DILUIÇÕES, TIPOS DE EXTRAÇÕES, MÉTODOS E PRECAUÇÕES

SUMÁRIO

1.   HISTÓRIA E TRADIÇÃO

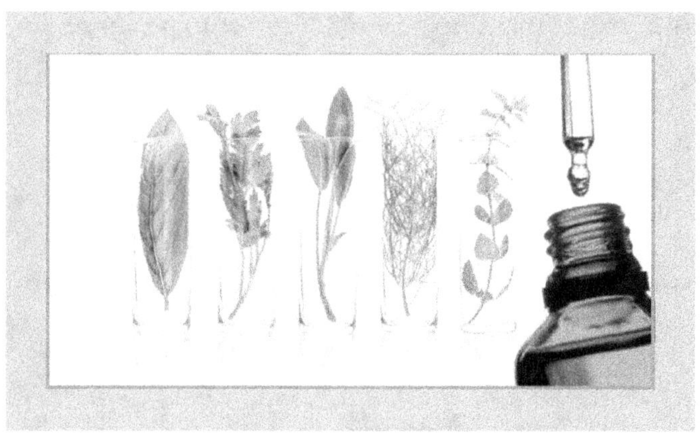

Figura 1 O óleo essencial, a essência aromática Extraída da planta

O óleo essencial, a essência aromática concentrada extraída de uma planta, pode ser chamada de psique da planta, ou sua personalidade mais fisicalidade. Óleo essencial é às vezes chamada de 'alma' de uma planta aromática.

Esta substância de força vital é comumente mais fina e aguada do que oleoso, tornando o nome um pouco impróprio. Consistência à parte, as essências são altamente concentradas e extremamente voláteis, muitas vezes contendo centenas de componentes orgânicos, às vezes, apenas alguns.

Os óleos essenciais incluem uma variedade de hormônios, vitaminas e produtos químicos necessários para executar várias funções da planta. A de uma flor, por exemplo, atrai insetos para polinização. Em um arbusto ou árvore, o óleo essencial se torna resina para curar feridas de danos climáticos severos.

Óleo essencial regula a água conteúdo em uma planta e evita a evaporação. Ou, uma planta pode produzir produtos químicos para deter predadores e alertar outras plantas e árvores. Frequentemente uma planta produz uma substância tóxica contra bactérias, vírus ou fungos.

O essencial óleos desses organismos altamente complexos do reino vegetal são um dos muitos presentes da natureza para os seres humanos. Eles têm sido usados para refrescar a atmosfera, enriquecer a comida e curar tudo o que aflige o corpo, mente ou espírito da humanidade.

Os óleos essenciais têm sido usados há milhares de anos na arte e na ciência de aromaterapia. O lendário governante chinês Shen Nung é creditado com descobrindo as propriedades medicinais das plantas e escrevendo as primeiras textos sobre ervas, 'Pen Tsao' (c. 2700-3000 A.C), um catálogo de mais de 200 botânicos.

Os arqueólogos de hoje continuamente encontram evidências de usos terapêuticos para óleos essenciais nas civilizações da antiga China, Índia e Oriente Médio.

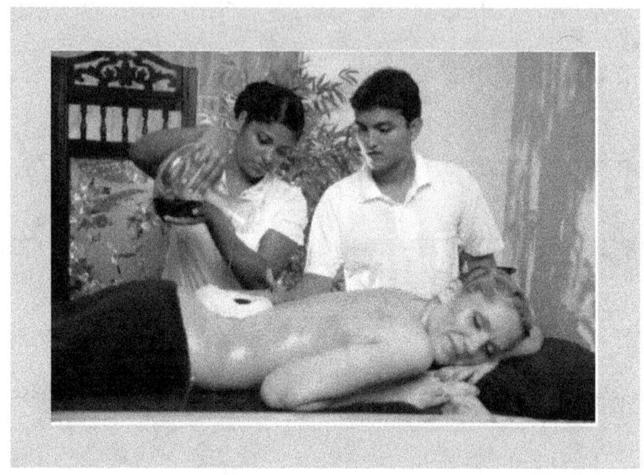

Figura 2 Ayurveda, medicina tradicional hindu

Ayurveda, medicina tradicional hindu praticada em todo o mundo, utiliza tratamento fitoterápico com origem no 2º milênio A.C Os antigos egípcios usavam incenso, águas e pomadas e para várias cerimônias religiosas.

A Rainha Cleópatra manteve jardins enormes com centenas de flores e usava suas essências para perfumar seu corpo e arredores.

Urnas terracota (A terracota é um material constituído por argila cozida no forno, sem ser vitrificada e é utilizada em cerâmica e construção. O termo também se refere a objetos feitos deste material e à sua cor natural) cheias de óleos aromáticos acompanharam os faraós para a vida após a morte.

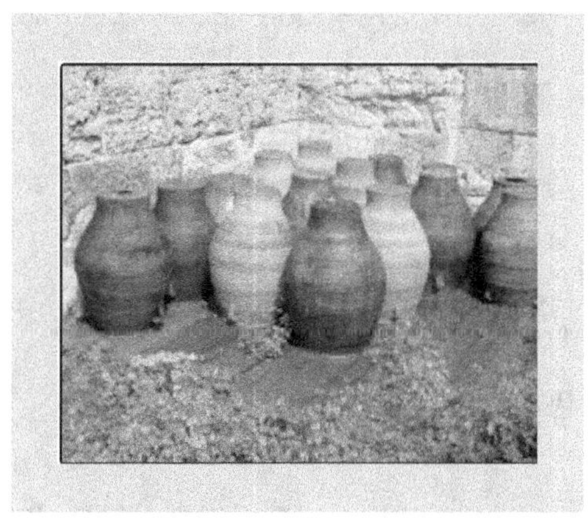

Figura 3 Grandes urnas da terracota

Soldados romanos trataram feridas com mel e mirra e imperadores e estudiosos relaxavam em lendários banhos perfumados. O Antigo e o Novo Testamento da Bíblia contém receitas detalhadas usando compostos aromáticos.

O uso generalizado de óleos essenciais em toda a Europa coincidiu com a invenção de métodos de destilação de vidro no século 16, a descoberta de novas rotas comerciais e a invenção do microscópio, o que facilitou a estudo de compostos bioativos.

Esses desenvolvimentos deram início à extração de óleo essencial de plantas como alecrim francês, camomila italiana e lavanda da Inglaterra.

A Rainha Elizabeth usou um suprimento abundante de Óleo de lavanda inglesa ao longo de sua vida, uma prática continuada pela Rainha Victoria durante todo o seu reinado de 64 anos.

A tradição foi mantida neste último Século 20 por Diana, Princesa de Gales, que muitas vezes foi fotografada a caminho entre o Palácio de Kensington e o escritório de seu aroma terapeuta. Dela os aposentos foram mantidos naturalmente perfumados com óleos essenciais em todo o ano.

A aromaterapia moderna nasceu no início do século 20, quando René-Maurice Gattefossé, um químico francês que trabalhava para um perfumista famoso, acidentalmente colocou fogo em seu braço no laboratório. Ele o enfiou no tanque de frio mais próximo líquido, que passou a ser óleo de lavanda, e sentiu um alívio imediato.

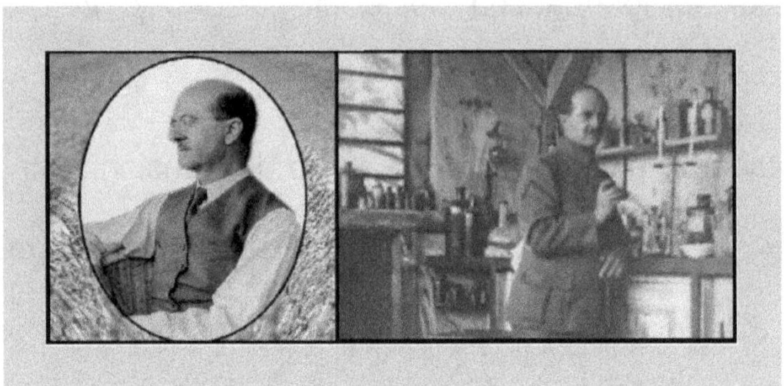

Figura 4 René-Maurice Gattefossé, 1881 - 1950

Anteriores queimaduras químicas causaram dor intensa, vermelhidão, bolhas e cicatrizes. Surpreendentemente, essa queimadura curou rapidamente com o mínimo de dor e sem cicatrizes.

Gattefosse cunhou a palavra 'aromatherapie' para descrever sua cura experiência. Ele passou o resto de sua vida pesquisando benefícios para a saúde de óleos essenciais e publicou suas descobertas no livro histórico de 1937 "Aromaterapia.

Foi traduzido para o inglês em 1993 e a 2ª edição é ainda publicado, 70 anos depois de ter sido escrito.

O médico francês Jean Valnet continuou o trabalho de Gattefosse durante a Segunda Guerra Mundial, usando óleos essenciais para tratar soldados feridos com gangrena, reduzindo muito a necessidade de amputação.

Seu livro, 'The Practice of Aromatherapy, 'aromaterapia popularizada para uso médico e psiquiátrico em toda a França na década de 1960.

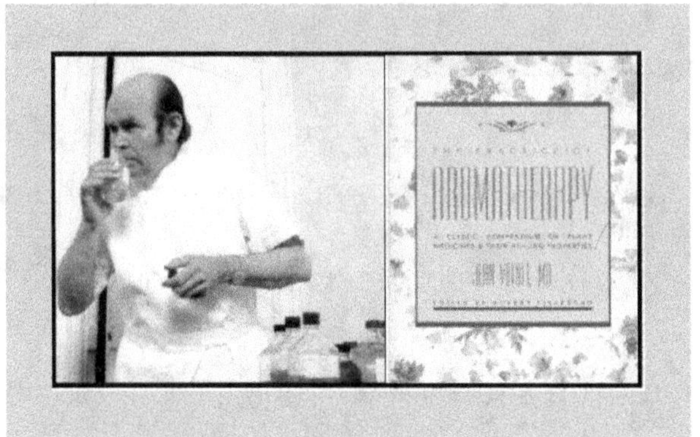

Figura 5 The Practice of Aromatherapy By Jean Valnet - 1990

Em 1962, Marguerite Maury publicou descobertas que anunciaram os benefícios cosméticos dos óleos essenciais.

O primeiro Livro em inglês, 'The Art of Aromatherapy', de Robert Tisserand (1977), introduziu os benefícios da aromaterapia juntamente com massagem e avançou a prática no Reino Unido e nos Estados Unidos.

O movimento da Nova Era aderiu à aromaterapia logo depois e 'o resto é história.

O florescimento da medicina natural holística desde os anos 1980 forneceu um ambiente confortável para aromaterapia.

Em 2008, aromaterapia respondeu por 95% do mercado global de óleos essenciais, aproximadamente US $ 4,6 bilhões.

A indústria cresceu a uma taxa de 7,5% ao ano nos últimos década e não mostra sinais de diminuir. A aromaterapia existe há idades e está aqui para ficar.

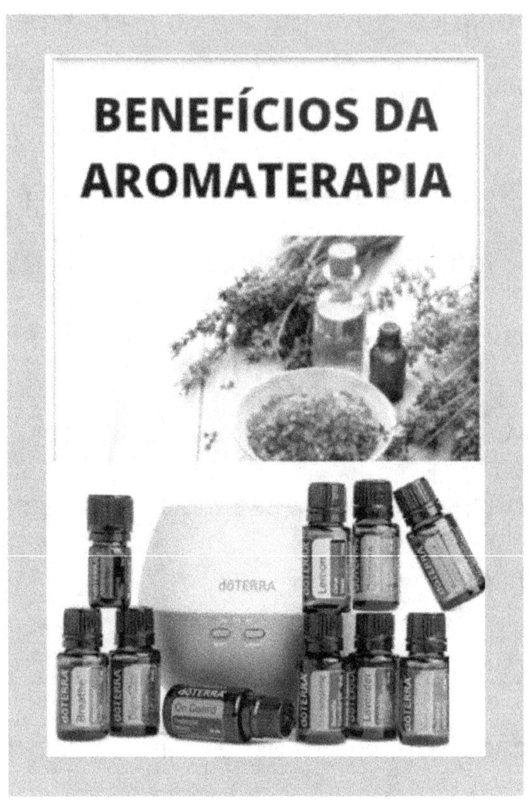

Kit Para O Lar doTERRA com 10 Óleos Essenciais + Difusor

LINK >>>https://amzn.to/33Wkceg

2.   AROMATERAPIA E ÓLEOS ESSENCIAIS

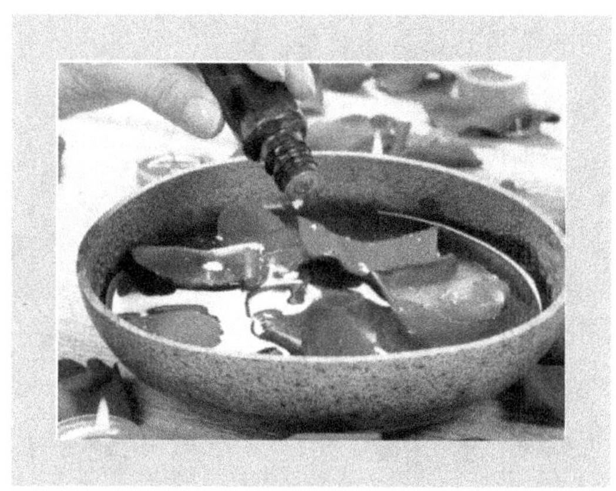

Figura 6 Aromaterapia e Óleos Essenciais

Em primeiro lugar, a aromaterapia não pretende ser um substituto para tratamento médico tradicional. Mais precisamente, é uma extensão de uma longa prática estabelecida de tratamento de condições médicas com plantas encontradas na natureza.

A aspirina de hoje evoluiu de experimentos com o subproduto da planta de spirea na fábrica de corantes da Bayer & Co.

Um químico empreendedor, Felix Hoffman, sintetizou o primeiro acetilsalicílico ácido, conhecido por pesquisas anteriores para tratar o reumatismo com sucesso.

Curou sintomas de resfriado por gerações com Vicks Vaporub, cujo principal ingredientes são formas sintéticas de hortelã (mentol), loureiro (cânfora) e eucalipto (eucalipto), além de óleos de folha de cedro, noz-moscada e pinho.

A Coca-cola foi originalmente comercializada como um 'tônico para os nervos', contendo vários óleos de frutas cítricas e especiarias.

Aromaterapia, como toda cura, é uma ciência e uma arte, proporcionando um estudo fascinante, mas às vezes opressor.

Basicamente, os óleos essenciais são moléculas aromáticas removidas de material vegetal - pétalas, folhas, galhos, sementes, agulhas, madeira, resina e casca.

Conhecer o jargão básico de aromaterapia é o primeiro passo para compreender a maneira notável essenciais óleos são usados para tratar 'tudo o que o aflige', fisicamente, cosmeticamente, mentalmente, emocionalmente ou espiritualmente.

A seguir estão os termos e conceitos básicos para ajudar percorrer uma infinidade de dados botânicos e farmacológicos, em que os tempos podem parecer confusos e contraditórios. Eles estão listados em ordem alfabética para facilitar a consulta.

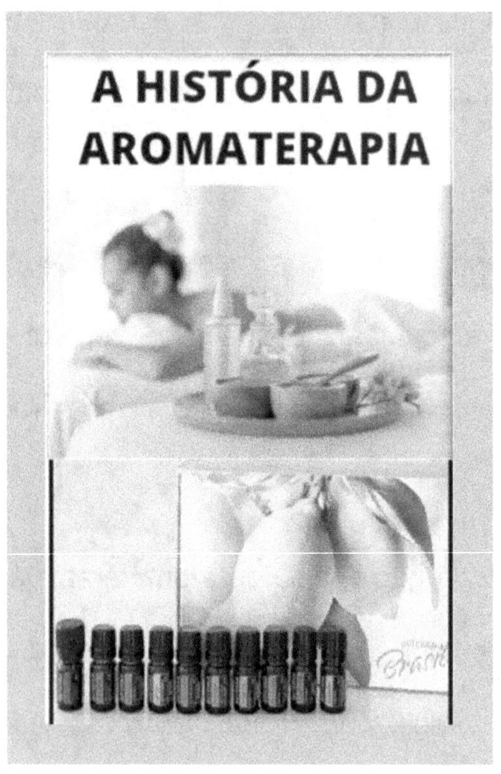

Kit Brasil Living DōTerra 10 principais óleos essenciais LINK >>>

https://amzn.to/3j2IJTg

3.   ÓLEOS ABSOLUTOS

Absolutos são os óleos solúveis em álcool ou semilíquidos que resultam do processo de extração de solvente usado com plantas que têm um rendimento anormalmente baixo. Por exemplo, (1.000 libras = 453.59 Quilos) de flores rendem uma colher de chá de jasmim absoluto.

Uma colher de chá de absoluto de rosa requer 2.000 libras de pétalas; mas destilação a vapor para obter uma quantidade igual de óleo essencial de rosa, chamado de rosa otto (attar) requer o dobro dessa quantidade, ou 10.000 libras de pétalas.

Consequentemente, a rosa otto é o dobro do preço da rosa absoluta, que está entre os óleos essenciais mais caros.

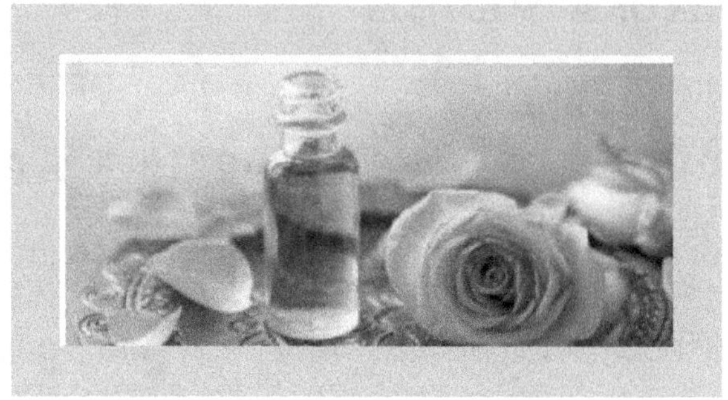

Figura 7 Óleo essencial de Rosa Otto

4. ÓLEOS MISTURADOS

Misturas, às vezes chamadas de 'fórmulas' ou 'sinergias', são basicamente uma receita do fabricante para uma combinação de óleos direcionados ao tratamento de uma doença.

Existem tantos óleos pré-misturados quanto existem doenças, funções corporais, humores, estados de ser e níveis de espiritualidade crescimento.

A seleção é limitada apenas por um vendedor ou fabricante imaginação. Aroma terapeutas profissionais têm suas próprias 'receitas', com base em conhecimento e experiência.

Os especialistas aconselham até mesmo o novato ou iniciante em aromaterapia para estudar os perfis de óleos essenciais individuais e preparar seus próprios tratamentos com base em um mínimo de conhecimento e pessoal preferência.

As misturas, no entanto, são excelentes se você quiser experimentar, mas será tão demorado quanto aprender sobre óleos.

Duas fórmulas combinadas, digamos, para congestionamento não servirão para o mesmo.

Possivelmente, quando você compara remédios combinados, pode encontrar ingredientes comuns, mas suas proporções não serão as mesmas.

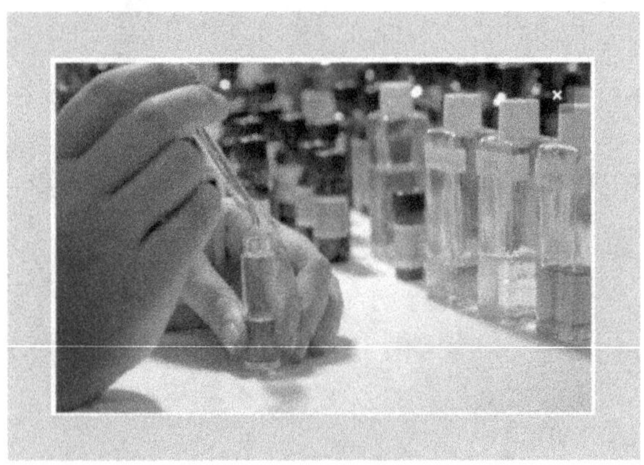

Figura 8 Formulação, receitas naturais

5. ÓLEOS CARREAODES (BASES)

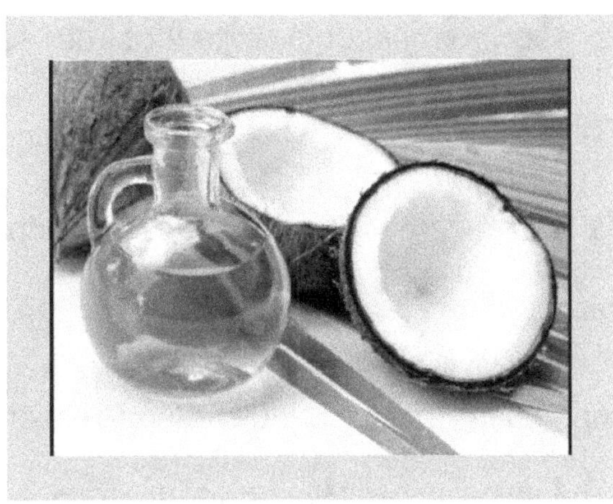

Figura 9 Óleo de coco fracionado

Sejam os óleos essenciais espessos e oleosos ou finos e aquosos, eles compartilham uma característica química comum: óleo e água não se misturam.

Óleos essenciais, até se estiverem límpidos e fluindo, só se misturam bem com óleos graxos ou álcool.

A forma primária de diluir óleos essenciais é em um óleo carreador, às vezes chamado de óleo base. Os óleos carreadores são normalmente extraídos de sementes, nozes, vegetais ou árvores.

Os óleos carreadores comuns são amêndoa, coco, jojoba e girassol.

Na maioria das 'misturas' de óleos essenciais, o ingrediente principal é um óleo portador com pequenas quantidades, em alguns casos apenas gotas, de óleos essenciais, que na maior parte são muito fortes para serem aplicados na pele não diluídos ou muito casos para serem usados sozinho.

Alguns óleos essenciais, como lavanda ou árvore do chá, são suaves o suficiente para ser usados como óleos carreadores.

Óleos carreadores são uma forma de distribuir pequenas quantidades de óleo essencial sobre o corpo inteiro durante o processo de massagem. Além disso, os óleos carreadores retêm umidade para evitar que os óleos essenciais evaporem muito rapidamente quando expostos para o ar.

Os óleos essenciais diluídos duram mais; durante a massagem, isso significa essencial os óleos permanecerão e serão absorvidos lentamente pela pele.

6.   EXTRAÇÃO

Extração é o processo usado para remover moléculas de óleo de material vegetal.

É importante entender a extração porque determina um elemento essencial propriedades do óleo, seus benefícios, como é comprado e como é usado.

Os principais métodos de extração de óleos essenciais são:

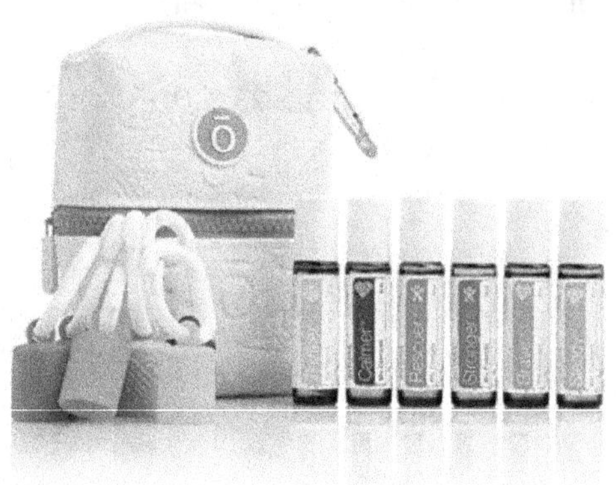

Kit doTERRA Com 6 óleos Roll On 10ml original

LINK >>>> https://amzn.to/3k0BH2H

7. DESTILAÇÃO A VAPOR

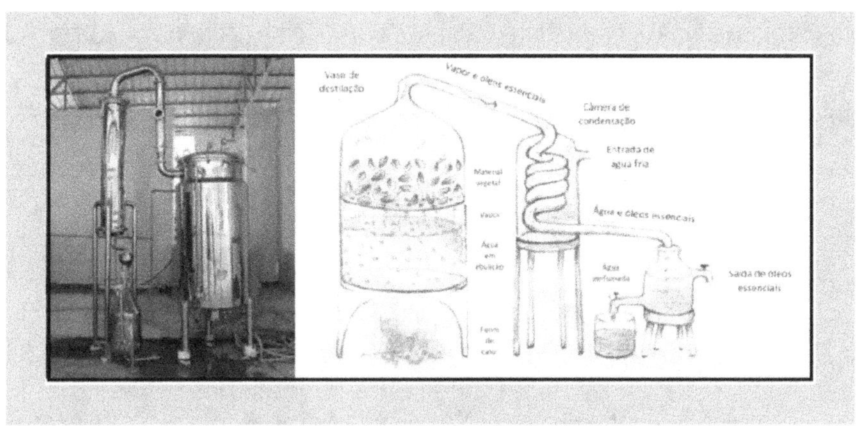

Figura 10 Esquema de destilação a vapor para extração de óleos essenciais

Este é o método mais utilizado no mundo inteiro para extração de Óleos Essenciais. Consiste em submeter o material vegetal à ação do vapor d'água extraindo o óleo por meio do "arraste do vapor".

Funciona dessa maneira: o vapor d'água passa através do tecido da matéria prima vegetal retirando o óleo que está dentro de suas glândulas. Logo que o óleo sai, ele sofre um choque térmico vaporizando o que o faz ser arrastado até atingir o condensador onde esse hidrolato (nome dado a essa água condensada com nutrientes resultante do processo de extração) resfria-se voltando a fase líquida. Por fim, essa mistura sofre o processo de destilação que separa a água do óleo essencial.

É importante lembrar que para se ter uma eficiente e completa extração do Óleo Essencial, é necessário que o material a ser destilado deve sofre um processo de eliminação de resíduos (impurezas na biomassa).

8.   PRENSAGEM A FRIO

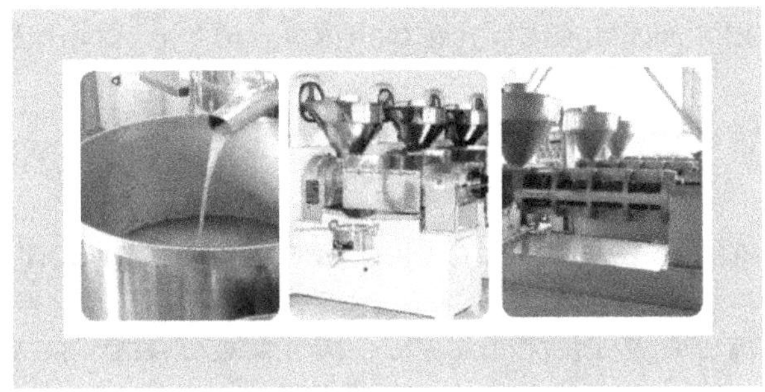

Figura 11 Extração por prensagem a frio

A é a maneira mais empregada na extração de óleo de frutas cítricas como laranja, limão tangerina etc. No Brasil e na maioria dos outros países, este método é muito empregado em empresas produtoras de suco para extrair seu insumo.

Ele consiste em colocar a matéria prima em uma prensa hidráulica que esmaga até expelir todo o suco e o Óleo essencial delas. O Óleo Essencial então é separado do suco com ajuda de jatos d'água que formam uma emulsão composta por 1% a 3% de Óleo Essencial, fragmentos sólidos e outros detritos, que logo em seguida são separados por um ciclone.

Finalizada esta etapa, o óleo passa por um conjunto de centrífugas para clarificação deixando-o em três fases: Uma fase leve (rica em óleo), uma fase intermediária (rica em água) e uma fase pesada (rica em sólidos insolúveis). Por fim a fase leve (que contém até 80% de óleo) é levada para tanques decantadores para separação final.

9.   ENFLEURAGE

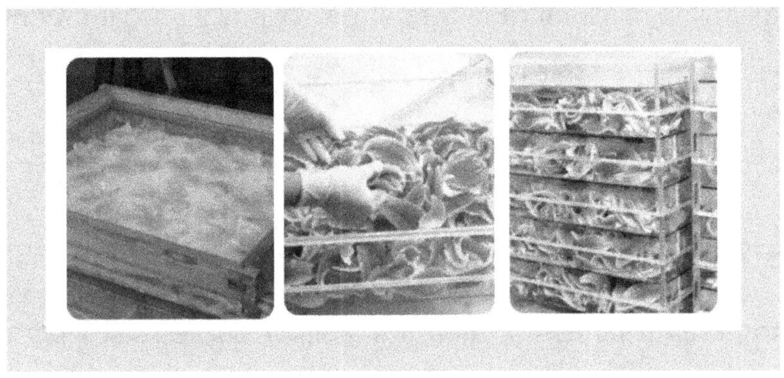

Figura 12 Extração de óleo por enflueragem

Conhecido com Enfleurage ou enfloração é uma técnica utilizada desde o século XVII para extração de Óleos Essenciais de matérias primas mais delicadas como rosas, jasmins, violetas, flores emblemáticas cultivadas em Grasse cujo compostos podem sofrer alterações e perder propriedades quando usados outros tipos de extração.

Apesar de ser um processo lento, caro e praticamente inutilizado, o enfleurage ainda resiste e é a todo momento reinventado com uso de novas tecnologias.

O método clássico, por sua vez, consiste em picotar as pétalas da flor e colocá-las sobre algumas placas de vidro em contato com uma gordura animal ou vegetal inodora que funciona como espécie de esponja.

Passadas 24h as pétalas são substituídas repetindo este processo por semanas até que a gordura assuma um aspecto de "pomada" saturada de óleo. Então esta gordura é destilada obtendo-se um concentrado oleoso aromático que, por fim, é misturado com álcool e novamente destilado formando, por sua vez, o Óleo Essencial.

10. EXTRAÇÃO POR SOLVENTES

Algumas plantas e vegetais possuem características que as tornam muito delicadas e sensíveis não podendo ser submetidas a altas temperaturas não podendo, portanto, ser extraídas por destilação a vapor. São os casos das Rosas, Jasmins e Neroli (Flor de Laranjeira) que precisam de métodos de extração menos agressivos para se obter o máximo de suas propriedades.

Nestes casos, o uso de solventes como hexano, benzeno, tolueno ou éter de petróleo acabam por ser uma ótima opção, pois preservam as características e qualidades dos vegetais em questão.

Quando acontece a extração por meio de solventes originam-se dois produtos: o Concreto e, posteriormente, o Absoluto.

O concreto é a primeira etapa resultante da extração por meio de solventes descrita acima, que são apolares. Nessa etapa, além do Óleo Essencial, são obtidas parafinas, ceras gorduras, pigmentos e outros compostos oleosos, razão pela qual o composto possui uma consistência pastosa ou semissólida.

Já o absoluto é obtido quando o concreto é submetido a outro solvente, agora polar, como o etanol. Nesse caso o solvente purifica a mistura das substâncias citadas levando a um produto final de consistência mais líquida.

Atualmente as novas tecnologias conseguem eliminar consideravelmente os solventes do concretos e absolutos, o que tornava o processo antigamente perigoso, deixando praticamente nenhum solvente (traços) deixando-os a níveis seguros para uso.

11. HIDRODESTILAÇÃO

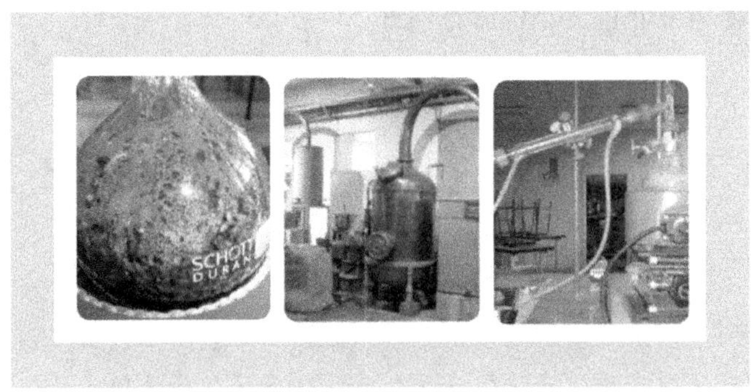

Figura 13 Hidrodestilação

Esse método é muito utilizado em laboratórios. Ele consiste em mergulhar toda a matéria prima vegetal, o que o diferencia da destilação a vapor.

A extração, por sua vez, ocorre a uma temperatura inferior a 100°C, o que, apesar de tornar a destilação mais lenta e com menor rendimento, evita a perda de compostos sensíveis a altas temperaturas.

Industrialmente este processo é considerado obsoleto (cunhado até de artesanal) mas ainda é praticado em diversos países em desenvolvimento onde o acesso a caldeiras a vapor é mais difícil.

12.   FLUÍDOS SUPERCRÍTICOS

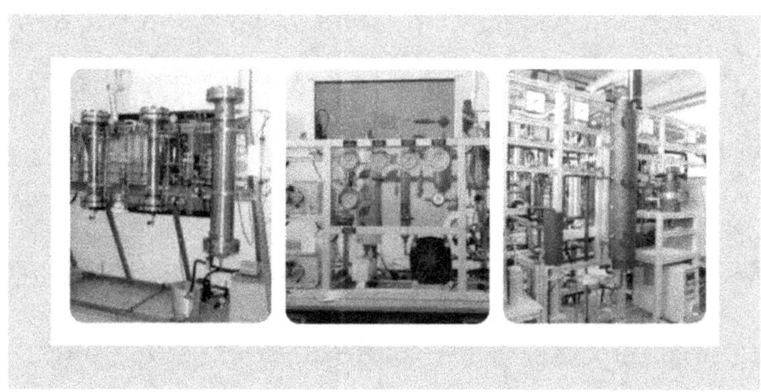

Figura 14 Fluídos Supercríticos

Nos últimos anos o método de extração de Óleos Essenciais usando Fluídos Supercríticos vem ganhando muito espaço nos processos industriais.

Isso porque ele apresenta uma grande vantagem em relação às outras técnicas uma vez que ele usa uma tecnologia atóxica, limpa e não residual que mantém a integridade quase que total da matéria-prima usada.

O processo se baseia na ideia de usar gases que, em determinada temperatura e pressão, ficam em um estágio entre o líquido e o gasoso (tornando-se supercríticos) podendo agir como solventes de matéria-prima.

O gás mais utilizado para estes processos é o CO_2 supercrítico que, além de ser barato e abundante, apresenta uma densidade relativamente alta (como à de um líquido), baixa viscosidade e alto poder de penetração (característica predominante dos gases) o que lhe confere excelentes qualidades de penetração.

Outro destaque fica por conta do fato de que, para obtê-lo, é preciso operar todo o sistema a uma temperatura de 31,04°C à uma pressão de 73,8 bar.

Por causa disso, o método não oferece riscos de reações secundárias como oxidações, reduções, hidrólises e degradações químicas.

O método para extração de Óleos Essenciais funciona da seguinte maneira: A biomassa é colocada dentro de um cilindro que possui, nas duas pontas, uma capa de metal poroso que tem a função de permitir a circulação do fluído supercrítico e das substâncias que foram dissolvidas.

Com isso, o CO2 passa através da matéria-prima dissolvendo os óleos até um certo nível de solubilidade de equilíbrio.

Após esse processo a solução gasosa sai do extrator e passa por uma válvula que reduz a pressão, causando o que chamamos de "precipitação dos componentes" dentro do separador.

Nesta etapa o CO2 é separado do óleo e é reciclado dando início a um novo ciclo. São vários ciclos que acontecem, tanto no cilindro quanto no separador, até que todos os componentes sejam extraídos e coletados no separador.

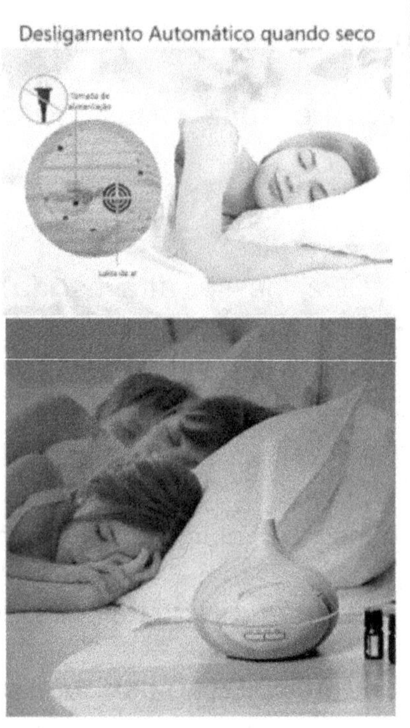

Umidificador de ar Ultrassônico e Difusor de Aromas 300ml, Madeira Clara   LINK>> https://amzn.to/3lHBrpG

13.   MISTURA OU FÓRMULA

Alguns fornecedores de óleos essenciais caros, tornam eles mais acessível diluindo-os com um óleo carreador, em torno de 5 % ou 10%.

O percentual não se refere à qualidade de um óleo essencial, mas denota sua quantidade.

Por exemplo, uma garrafa de 1 onça (equivalência geral diz que uma onça é igual a 28,350 gramas). descrita como '5% Rose Absoluta em Jojoba' terá 30 gotas (1,5 ml) de rosa puro absoluto e óleo de jojoba 95%.

14.　ÓLEOS DE FRAGRÂNCIA (PERFUME)

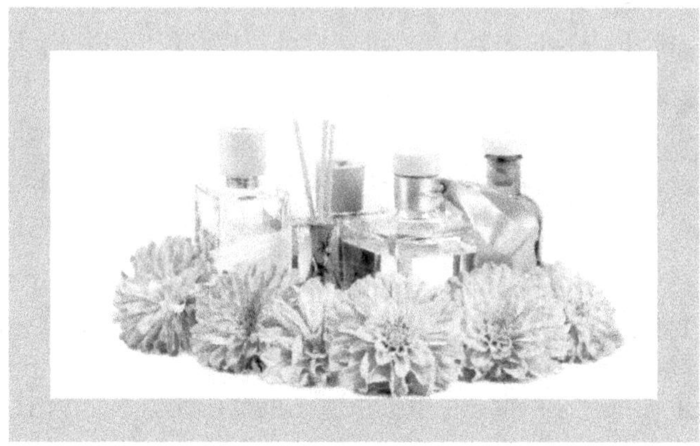

Figura 15 Perfumes e aromatizadores

Óleos de fragrâncias, também chamados de 'óleos aromáticos' ou 'óleos de perfume', são sinteticamente aromas compostos que simulam aromas naturais.

Eles não deveriam ser confundidos com óleos essenciais puros.

Os aromas podem replicar aromas naturais, e têm qualidades de familiaridade, riqueza, complexidade e resistência.

Mas óleos de fragrâncias são especificamente formulados para adição a perfume, sabonete, velas, produtos para a pele, produtos para os cabelos, desodorizantes para ambientes e produtos de limpeza doméstica.

Eles não têm valor nem aplicação na aromaterapia. Alguns bons exemplos de os chamados óleos essenciais são China Rain, Floresta, Black Rose, Lily-of-theValley e baunilha

Estes são óleos de fragrâncias, ou perfumes, comumente feitos de produtos químicos de aroma sintético.

15.   HIDROSSÓIS

Hidrossol - também chamado de hidrolato, água floral ou de flores - é a água ou vapor subproduto da destilação. Ele contém a fragrância de um óleo essencial e tem os mesmos benefícios.

Hidrossóis são produtos valiosos para o cuidado da pele, especialmente quando usado junto com os cuidados da pele com óleos essenciais.

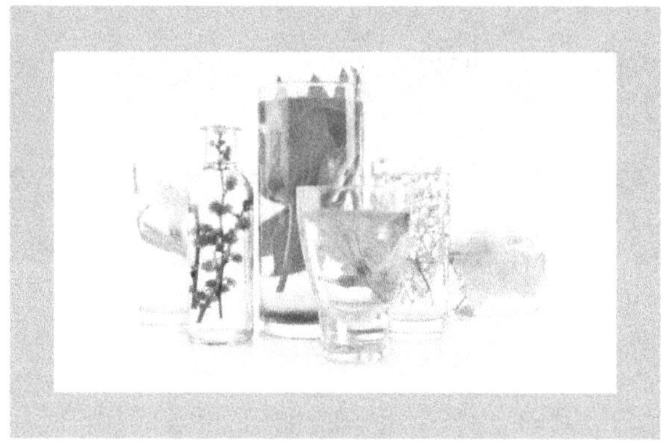

Figura 16 Hidrolato - água floral

Águas de flores para fins cosméticos são feitos, por exemplo, de camomila, neroli e rosa pétalas.

A maioria dos óleos essenciais são muito fortes para serem usados sem diluição e o aviso é frequentemente observado nas embalagens: 'Não aplique puro'.

As raras exceções são lavanda e tea tree óleo que, além dos óleos carreadores, são seguros quando aplicados diretamente na pele.

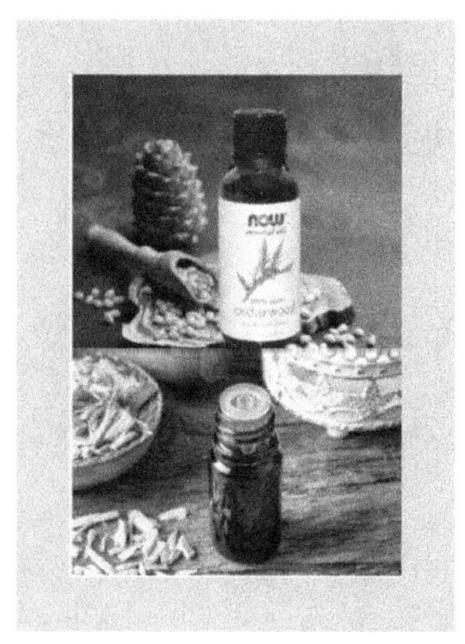

Óleo Essencial Cedro (cedarwood) Now Food - 30ml

Link >>> https://amzn.to/3lHTiwW

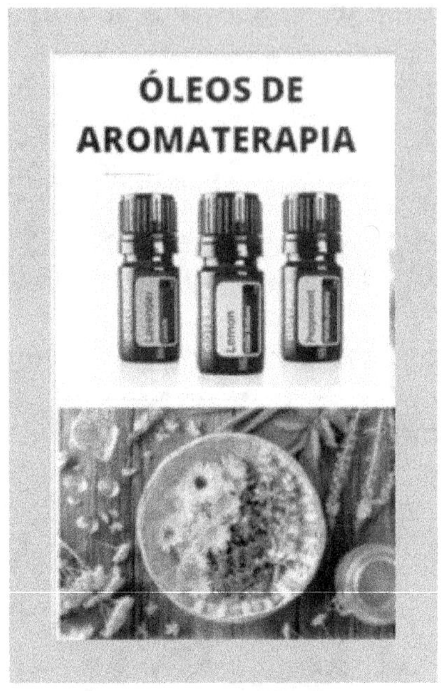

Kit apresentação com 3 óleos essências doTERRA

5ML original LINK>> https://amzn.to/318x5QD

16.   ÓLEOS ORGÂNICOS

Tecnicamente, 'óleos essenciais orgânicos' devem atender aos mesmos padrões aplicados a alimentos orgânicos e ostentam o selo circular verde e branco UDSA que aparece em produtos alimentares.

Isso significa que as plantas devem ser cultivadas sem o uso de fertilizantes químicos ou pesticidas; e não pode ser processado com artificial, aditivos ou conservantes sintéticos ou químicos.

Se rosas, por exemplo, são cultivados organicamente, mas seu óleo essencial é extraído com um produto petroquímico ou solvente sintético, o óleo essencial resultante não será 'orgânico'.

O termo orgânico é usado vagamente e confundido com palavras como '100% natural, "puro", "livre de produtos químicos", "da mais alta qualidade ou da melhor qualidade", "sem pesticidas", 'totalmente à base de ervas', 'cultivado selvagem' e 'não pulverizado'.

Esses termos não são sinônimos mesmo que sejam usados alternadamente.

A única maneira de ter certeza de que você está obter verdadeiramente 'óleos essenciais orgânicos' é procurar o selo do USDA (Produtos importados) e selo de PRODUTO ORGÂNICO (no Brasil) ou perguntar a um revendedor de confiança, se puderem certificar que um determinado produto é cultivado organicamente como bem como fabricados organicamente.

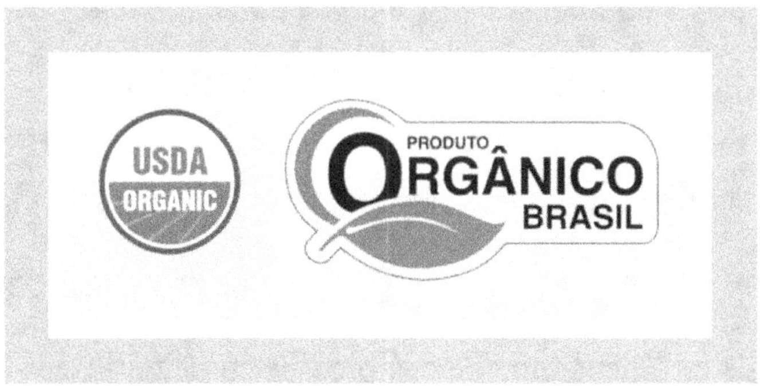

Figura 17 Selos USDA e Produto Orgânico

Na aromaterapia, existem duas escolas de pensamento, sejam elas dos óleos essenciais orgânicos que têm um aroma superior ou são mais benéficos do que os óleos não orgânicos.

Principal argumento é que os óleos essenciais são altamente concentrados e, portanto, contêm em altas concentrações de contaminantes; no entanto, não há nenhumas evidências para apoiar esse raciocínio.

O contra-argumento é quando os óleos são vapor, água ou álcool destilado, moléculas de pesticidas e fertilizantes também são grandes para passar pelo processo de destilação.

Hipoteticamente, apenas pesticidas pulverizados sobre o material vegetal durante ou após a colheita, dois improváveis ocorrências, pode sobreviver à destilação.

Usar óleos essenciais orgânicos é tão pessoal quanto a decisão sobre comida orgânica.

Da mesma forma, os óleos essenciais orgânicos são mais caros do que os não orgânicos, às vezes mais de 100% superior.

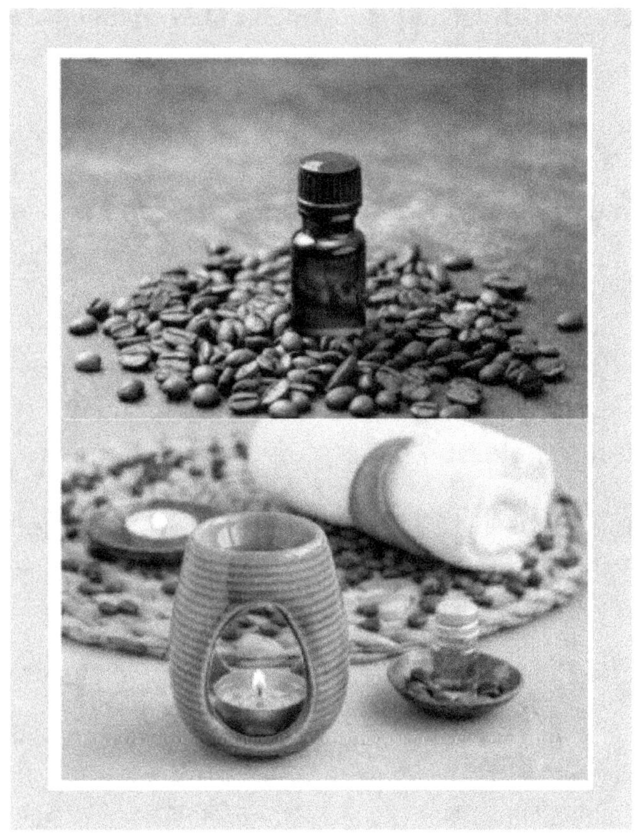

ÓLEO ESSENCIAL DE CAFÉ 5ML

Link >>> https://amzn.to/3lUlbC5

17.   GUIA PARA COMPRA DE ÓLEOS ESSENCIAIS

Existem mais de 3.000 óleos essenciais, dos quais aproximadamente 300 são usados em aromaterapia. Destes, existem 101 óleos essenciais principais comercializados em mercado global.

Apenas o aromaterapeuta profissional ou temperado amador usaria todos os 101, raramente. O arsenal médio de óleos essenciais contém aproximadamente uma ou duas dúzias de óleos individuais e cinco a sete misturas.

18.   MEUS 10 PRINCIPAIS ÓLEOS ESSENCIAIS'

Um bom número para o leigo ou novato é dez. Mas quais dez?

Cada fabricante, comerciante, autor e profissional tem uma lista dos "10 principais" óleos essenciais e não há duas listas iguais. Existem pontos em comum, naturalmente, mas cada lista é diferente.

Existem os '10 melhores óleos essenciais de todos os tempos,' (novamente, não há duas listas iguais), 'Top 10 mais vendidos, "Top 10 Recomendados,' 'Top 10 para resfriados, 'e' Top 10 Florais, 'para citar alguns.

A melhor maneira de começar selecionar óleos essenciais é fazer sua própria lista: 'Meus 10 principais óleos essenciais'.

Os óleos essenciais são categorizados de uma infinidade de maneiras - em ordem alfabética, botânica, aromaticamente, quimicamente, de acordo com a doença, sistemas do corpo físico ou chakras, entre outros.

Saúde, bem-estar e beleza têm a ver com equilíbrio, e problemas de saúde e desconforto têm a ver com desequilíbrio ou forças opostas.

No sentido mais primário, a energia é positiva e negativa e esses dois as forças se equilibram. O calor equilibra o frio, o escuro equilibra a luz e opostos se atraem. Uma maneira de categorizar os óleos essenciais é como eles trazem equilíbrio e equilíbrio de retorno.

Problemas físicos, mentais e emocionais, vistos como positivos ou estados negativos, precisa de um antídoto.

Tratar doenças coletivamente como uma dualidade, óleos essenciais podem ser classificados como "negativos" (relaxantes, calmantes, alívio da tensão, sedativo) ou "positivo" (estimulante, rejuvenescedor, revigorante, despertando). Este é o método usado nos Capítulos 6 e 7.

Estes 24 óleos essenciais básicos são uma compilação de várias listas de vários autores, aroma terapeutas, varejistas e fabricantes. Eles não são de forma alguma todos

inclusivo, mas sim um bom ponto de referência. Se você achar este sistema útil, você pode adicionar outros óleos essenciais às listas com base em sua experiência e pesquisas adicionais.

Da lista de '12 óleo essencial relaxantes', escolha cinco destinados a tratar um problema ou situação específica que você deseja corrigir, algum desequilíbrio em sua vida que precisa de trabalho.

Escolha outros cinco óleos essenciais da lista de '12 Estimulantes de óleo essencial.

Em seguida, com sua lista, visite uma perfumaria, loja de alimentos naturais ou drogaria onde óleos essenciais podem ser cheirados e ver quais aromas são atraentes para você.

Se você cheirar qualquer coisa que você não goste, rejeite imediatamente esse óleo. Se o óleo não é agradável para você ou se achar ofensivo em qualquer nível, causará uma reação negativa, mesmo que apenas subliminarmente.

Se você examinou sua lista e encontrou apenas um ou dois óleos agradáveis para você, tudo bem.

Enquanto você continua a trabalhar com aromaterapia, você escolherá instintivamente óleos adicionais conforme a necessidade ou seu cheiro muda.

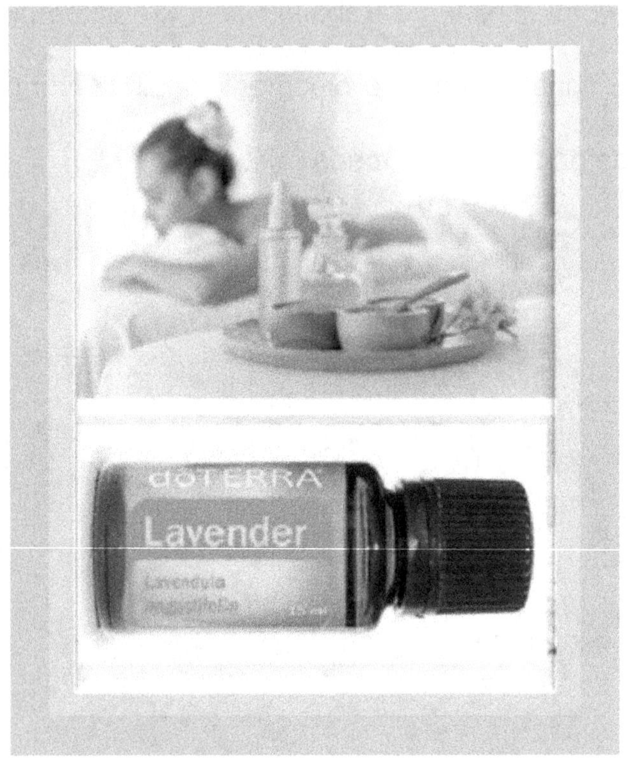

Óleo Essencial lavanda doTERRA 15 ML 100% puro

LINK >>> https://amzn.to/2H10BB6

19.   RÓTULOS

Antes de comprar óleos essenciais, é útil saber ler os rótulos e publicidade exclusiva para esta indústria.

Os fabricantes não são deliberadamente enganosos, mas temos que prestar bem atenção a compreensão das rotulagens dos óleos essenciais.

Você não precisa um pós-doutorado em química, farmacologia ou medicina geral, mas existem algumas frases de efeito que podem ajudá-lo a identificar produtos.

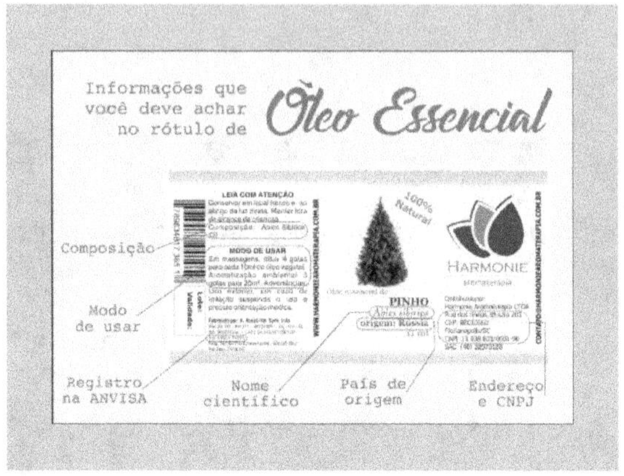

Figura 18 Informações que você deve observar nos rótulos

ROTULAGEM DIRETA:

• Óleo essencial 100% puro

• Óleo Essencial Terapêutico

• Sem aditivos, sem pesticidas

• Primeira destilação

• Não diluído e puro

• Benefício terapêutico máximo

Também é uma boa ideia se familiarizar com as sutilezas do óleo essencial marcação.

Por exemplo, 'óleo essencial 100% puro' não significa necessariamente 'não diluído.' Um produto pode ter 3 gotas de óleo de lavanda em 8 onças de jojoba óleo e ainda se qualifica como 100% puro.

As primeiras destilações são a mais forte e a mais alta qualidade de um óleo essencial.

As destilações subsequentes são progressivamente mais fracas.

ROTULAGEM DÚBIA:

• Óleo enriquecido com vitaminas

• Rico em óleo essencial

• Mistura contendo óleo essencial puro

• Óleo vegetal

• Extraído de planta inteira

Observe se a rotulagem ou publicidade especifica qual parte de uma planta foi usada para obter um óleo específico. Se a pesquisa diz que o melhor óleo essencial de uma planta vem de suas pétalas, por exemplo, tome cuidado para não escolher um produto que contenha 'extrato de folha'.

Óleo essencial de flor de laranjeira e óleo essencial de casca de laranja são dois óleos totalmente diferentes com propriedades diferentes e benefícios terapêuticos.

É aconselhável comprar óleos essenciais, em vez de misturas ou pré-remédios mistos, sempre que possível. Isso permite que você

1) controle a quantidade da diluição que melhor se adapta a você,

2) regular a intensidade e a natureza do aroma,

3) prolongar a vida útil dos óleos porque eles duram mais em estados não diluídos.

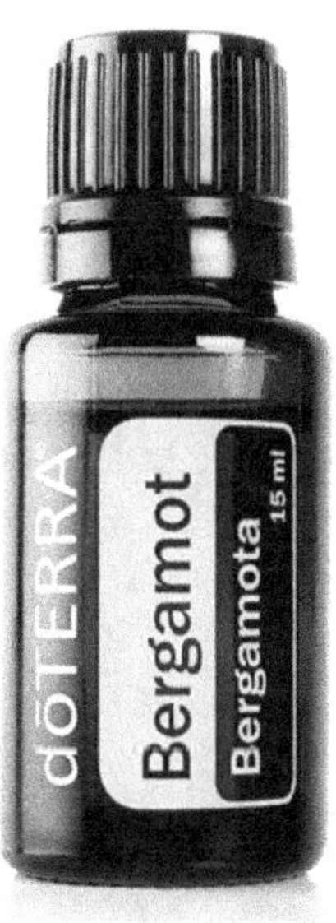

Óleo essencial Bergamot (Bergamota) doTERRA 15ml original LINK >>> https://amzn.to/34YGXhb

20. ONDE E COMO COMPRAR

Reserve um tempo para fazer compras e fazer as contas. Óleos essenciais podem ser comprados em uma loja de alimentos naturais, mercearia orgânica, loja de presentes, Farmácias populares, drogaria, perfumaria ou loja de cosméticos naturais.

Existem, literalmente centenas de varejistas, distribuidores e fabricantes em todo o mundo que oferece pela Internet. É uma boa ideia estudar sites completamente para ser capaz de determinar e escolher um revendedor respeitável com quem você quer fazer negócios.

Compare os preços, que podem variar drasticamente. Excelente rosa otto pode variar de R$ 100,00 a R$ 700,00 por 10 ml dependendo do vendedor.

Se você está disposto a pagar o preço mais alto, certifique-se de que é justificado e que você receberá o que você paga. '

Da mesma forma, os preços variam drasticamente de acordo com o país de origem.

O óleo essencial de sândalo mais desejável vem da Índia e custa U$ 150 dólares por (30 ml); o óleo de sândalo da Austrália é vendido por US $ 80 dólares.

Ao fazer compras online, compare os custos de envio; alguns grandes distribuidorcs oferecem frete grátis por cada pedido.

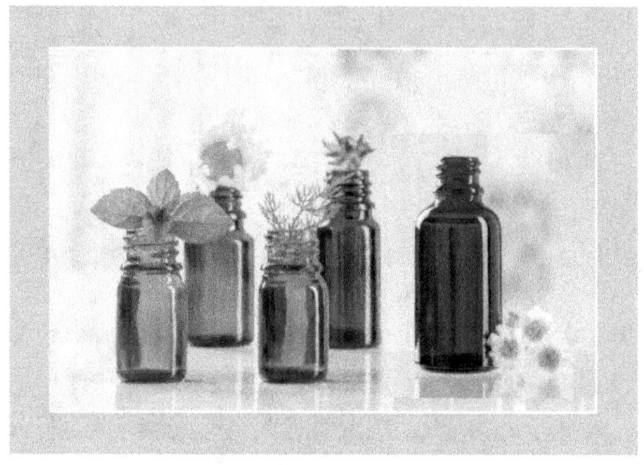

Figura 19 Frascos escuros

Por fim, compre óleos essenciais apenas se eles vierem em frascos escuros, sejam azuis ou vidro marrom. Luz e calor reduzem a eficácia dos óleos essenciais e encurtar a vida útil.

O oxigênio do ar dentro de uma garrafa pode causar deterioração e odor ruim. Grandes quantidades de óleos são melhores conservados em recipientes menores para reduzir a quantidade de oxigênio no espaço superior de um garrafa.

Se armazenado em recipientes de vidro escuro totalmente fechados em uma área fria, 5 a 20 graus Celsius (40 a 60 graus Fahrenheit), os óleos essenciais duram de 6 a 24 meses.

Pergunte ao seu revendedor sobre a vida útil de um óleo específico no momento da compra.

Em qualquer momento, se você detectar um odor desagradável ou atípico, no ólco cssencial não são mais terapêuticos; na verdade, pode até ser prejudicial à saúde e causa irritação cutânea ou reação alérgica.

21.   MANEIRAS DE USAR ÓLEOS ESSENCIAIS

Na aromaterapia, os benefícios dos óleos essenciais são experimentados de duas maneiras - por inalação ou aplicação tópica na pele. Óleos essenciais não são ingeridos em autoterapia, especialmente por um leigo, e apenas em casos raros sob a direção de um médico licenciado.

A inalação de um óleo essencial aumenta a frequência do cérebro, equilibra as atividades cerebrais do lado direito e esquerdo e sinaliza a liberação de hormônios para áreas específicas do corpo.

Aplicados na pele, os óleos essenciais entram na corrente sanguínea e são atraídos a partes específicas do corpo que precisam de cura.

Os óleos essenciais são orientados para um hormônio específico, parte do corpo ou sistema com o qual é mais compatível e eficaz.

Um óleo específico pode ser eficaz com o tecido muscular, outro pode ser atraído para a medula óssea. É como se as moléculas do aroma fossem soldados marchando em direção a um alvo preciso, pronto para atacar quando e onde necessário.

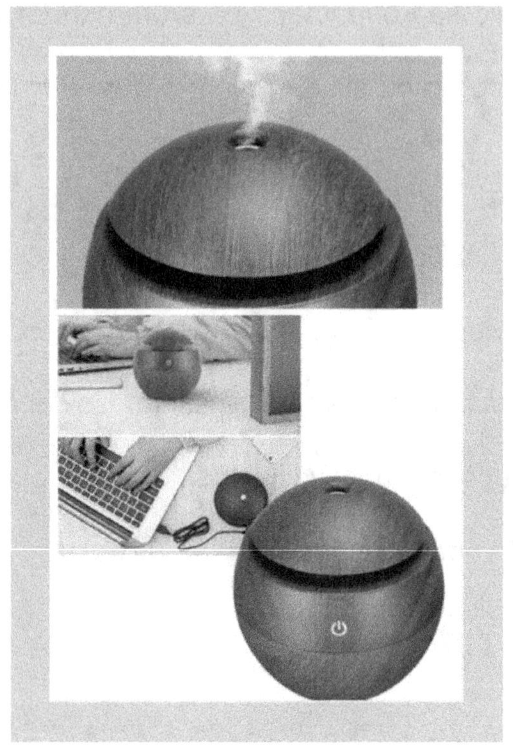

Umidificador Aromatizador Difusor Aromas Eletrico

Madeira Escura USB LED 7 Cores

LINK >>> https://amzn.to/3IQ0yXl

22.   MÉTODOS DE INALAÇÃO

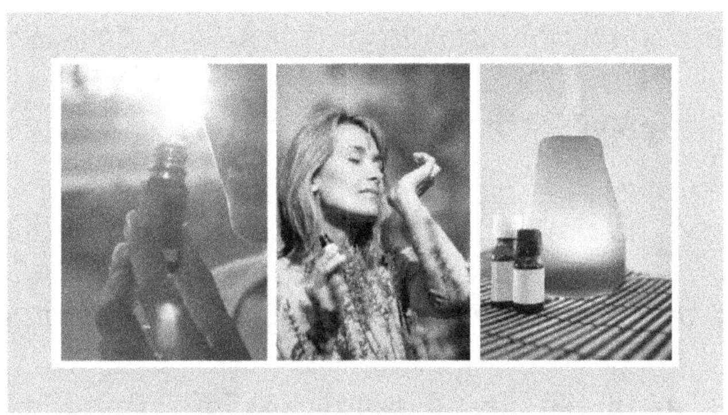

Figura 20 Métodos de Inalação: Direto, na pele e difusor

A maneira mais simples e rápida de inalar moléculas aromáticas de óleo essencial é cheirar diretamente de um frasco aberto, ou usar óleo essencial misturado com um portador como um perfume.

Uma entrega mais intensa ao cérebro é conseguida colocando algumas gotas de óleo na palma, colocando as mãos sobre o nariz e inalando e exalando lenta e profundamente pelo nariz, mantendo a boca fechadas.

A difusão do óleo no ar é o método mais completo de inalação. Uma grande variedade de difusores, desde uma tigela de cerâmica aquecida por uma vela embaixo para uma tigela aquecida eletricamente.

Também há um nebulizador, vaporizador, umidificador, inalador de pavio, atomizador plug-in com recargas de pavio, spray ambiente, potpourri, travesseiro ou sachê de linho e a mais nova tendência, um difusor de várias palhetas.

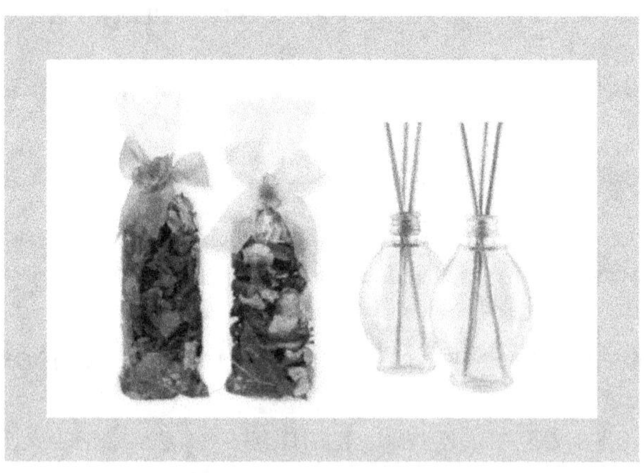

Figura 21 PotPourri e Difusor de várias Palhetas

Com cada método de difusão, apenas algumas gotas de óleo, combinado com riacho ou água, são tudo o que é necessário para colher benefícios terapêuticos.

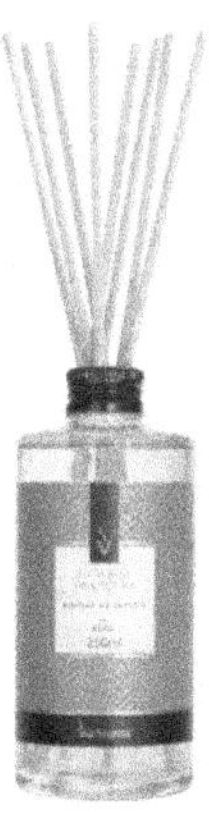

REFIL PARA DIFUSOR DE VARETAS 250ML - LAVANDA FRANCESA Link >> https://amzn.to/3du6enb

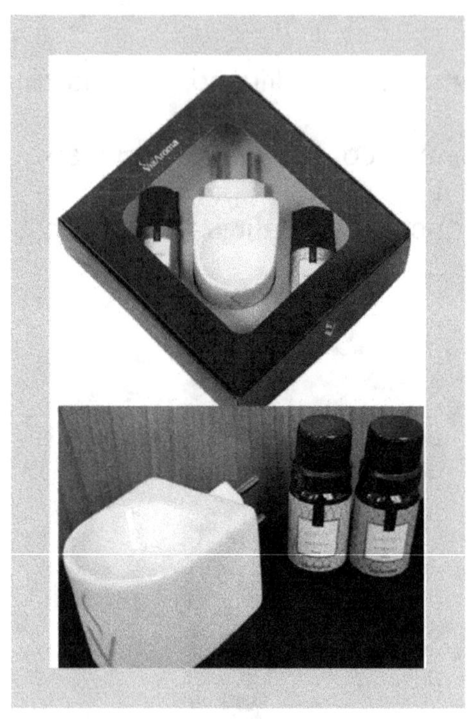

KIT PRESENTE AROMATIZADOR ELETRICO

ORIGINAL - BAMBOO E LAVANDA

Link >>> https://amzn.to/3dvtMlh

23. APLICAÇÃO TÓPICA (EPIDERMICA)

Via tópica ou por administração epidérmica, aplicação de substâncias ativas diretamente na pele, ou em áreas de superfície de feridas, com efeito local, tais como, pomadas, cremes, sprays, loções, colutórios, pastilhas para a garganta.

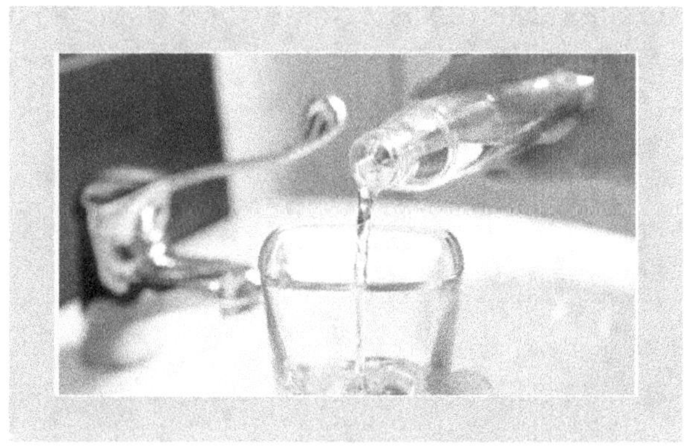

Figura 22 Aplicação tópica na mucosa bucal

Os colutórios são medicamentos que agem diretamente na gengiva e na mucosa bucal, ajudam a eliminar o mau hálito e também podem ter efeito antibacteriano e anti-cárie

• Uma massagem de corpo inteiro, com óleo essencial devidamente diluído, é o máximo maneira popular de aplicar óleo essencial na pele.

O alívio direcionado pode ser alcançada pela aplicação de óleos essenciais em pontos de **reflexologia** nas solas do pés e palmas das mãos. Com dor de cabeça, os óleos podem ser massageados no templos.

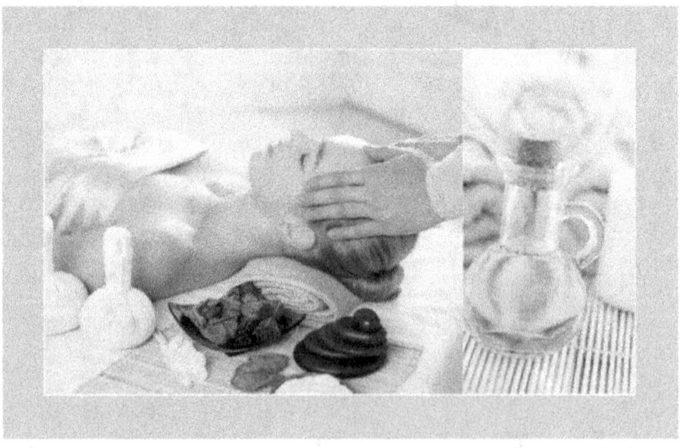

Figura 23 Uso de óleos Essenciais na Reflexologia

Para alívio abdominal, uma massagem localizada relaxa os músculos usado na digestão e eliminação.

• Um banho de imersão em água tratada com óleo essencial ou banho perfumado sais é o final perfeito para uma massagem ou uma cura relaxante em seu próprio.

O óleo essencial diluído pode ser adicionado a uma banheira de hidromassagem ou jacuzzi, ou salpicado nas rochas da sauna.

• Óleos essenciais adicionados ao shampoo, condicionador, sabonete, limpador facial, loções e hidratantes são uma boa adição à beleza do rosto e dos cabelos regimes.

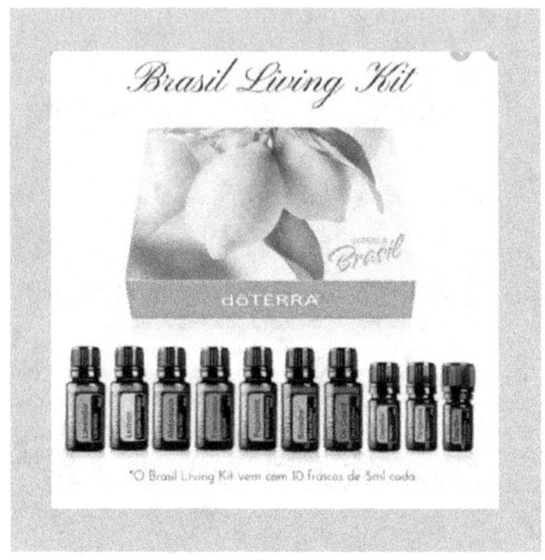

Kit living Brasil com 10 óleos essenciais 5ml doTERRA Origina link >>> https://amzn.to/3k3x0VQ

24.   DILUIÇÃO DE ÓLEOS

Geralmente, três a cinco gotas de óleo, adicionadas uma a uma, a uma colher de chá de óleo carreador ou loção é uma boa proporção; use menos em produtos para a pele do rosto.

Exceções a esta regra para óleos mais fortes e poderosos são observadas no final de cada perfil nos Capítulos 4 e 5.

Para a água da banheira, primeiro dissolva o óleo essencial no mel, óleo vegetal, meio e meio, leite em pó ou líquido; isso vai se dispersar óleo em toda a banheira e evitar que ele se acumule em um ponto.

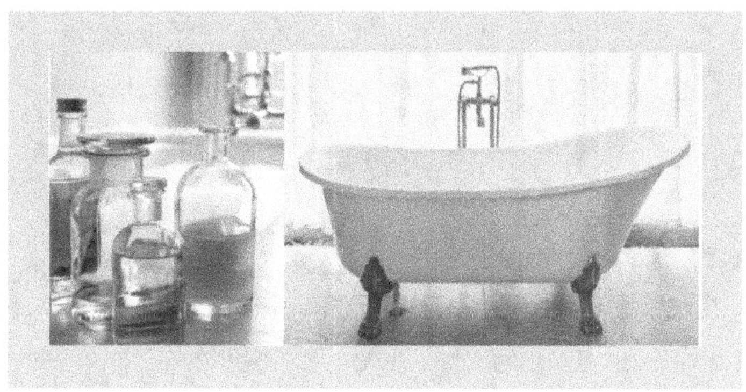

Figura 24 Óleos usados em banhos

25.   MISTURAS DE ÓLEOS

Ao criar uma mistura, a principal coisa a lembrar é 'o nariz sabe. Com base em sua pesquisa, escolha 3 óleos que farão o que você quer que eles façam.

Experimente-os em cotonetes para determinar a sua 'receita' única e as quantidades que você deseja incorporar em uma mistura particular.

Usando apenas 3 ingredientes, mais o transportador ou óleo de base, os erros podem ser corrigidos facilmente. Com experiência, adicione ou subtraia óleos adicionais um de cada vez, por um máximo de 5.

• Mantenha a simplicidade.

• Lembre-se de expirar ... e divirta-se!

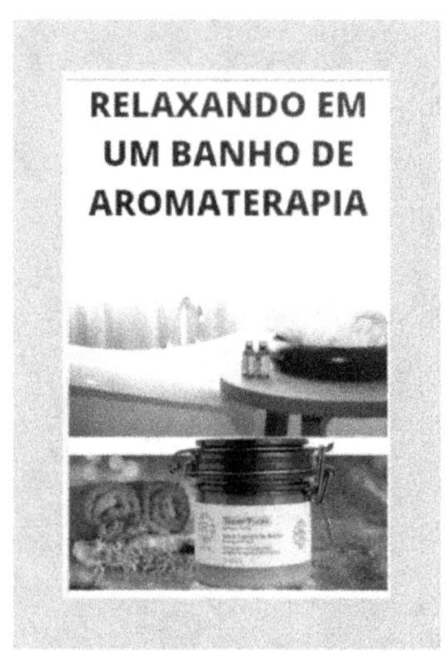

SAIS E ESPUMA DE BANHO RITOS YLANG YLANG

LINK >>> https://amzn.to/376Lkcl

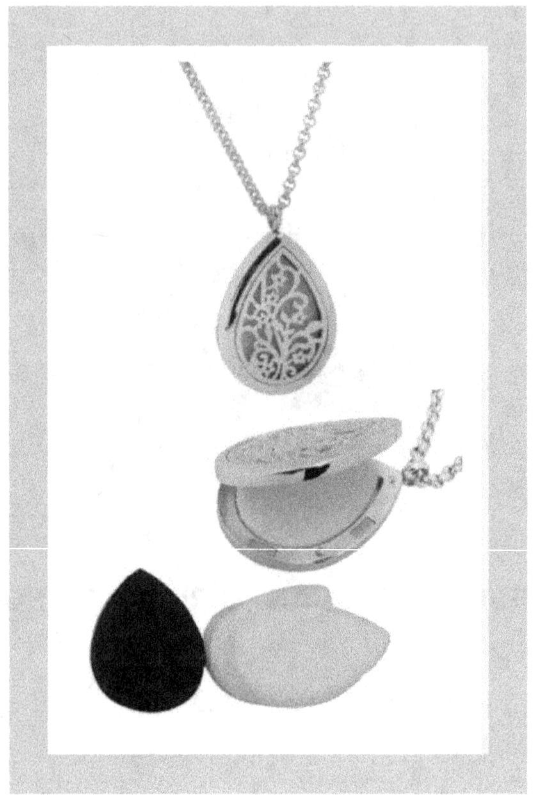

gazechimp Lágrima Aromaterapia óleos Essenciais Difusor Medalhão Colar De Jóias link >>> https://amzn.to/2IAHrT5

26.   SEGURANÇA E PRECAUÇÕES

As seguintes precauções sugeridas não são uma referência de segurança completa para óleos essenciais. Consulte as precauções de segurança específicas nas embalagens dos fabricantes também.

Se você tiver alguma dúvida, consulte o seu médico ou um aromaterapeuta treinado.

Uma regra prática segura é nunca usar um óleo essencial não diluído diretamente na pele, ou puro. Exceções podem ser feitas para lavanda e árvore do chá óleos, mas somente após cuidadosa experimentação com remendos de teste.

Algumas pessoas podem ser hipersensíveis até mesmo à alfazema e à árvore do chá, a dois óleos essenciais mais suaves em aromaterapia.

Um teste de adesivo cutâneo deve ser administrado antes de cada uso pela primeira vez de um óleo essencial.

Os óleos essenciais só devem ser tomados internamente sob a supervisão de um médico licenciado.

Os óleos essenciais são altamente inflamáveis; tenha extremo cuidado com o fogo.

Em caso de lesão ocular causada por óleo essencial, irrigue os olhos com um estéril, solução salina isotônica por 15 minutos. Consulte imediatamente um médico se a dor persistir após a lavagem dos olhos.

Mantenha os óleos essenciais em um armário trancado, longe do alcance das crianças.

Pacientes com asma e epilepsia devem evitar erva-doce, hissopo e alecrim.

Bebês e idosos requerem doses menores de óleos essenciais, metade aquele recomendado para um adulto saudável.

Hortelã-pimenta e eucalipto são conhecidos por causar problemas respiratórios com essas idades grupos.

Lavanda e néroli, apesar de sua natureza gentil, podem ser tolerados apenas em quantidades mínimas (1 gota na água do banho e 1/2 gota por onça de óleo transportador.)

Pacientes com câncer podem usar diluições leves de bergamota, camomila, lavanda, gengibre; erva-doce e sementes de anis em particular e olíbano.

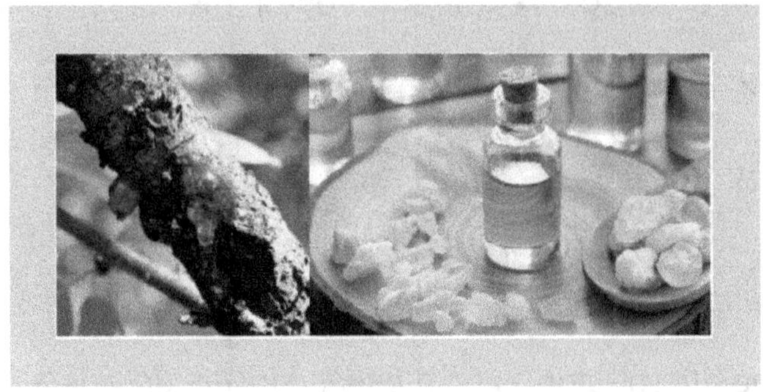

Figura 25 O Olíbano produz uma goma-resina de onde é obtido o óleo essencial

Existem várias referências a óleos essenciais na bíblia e é incrível como a bíblia faz referência ao seu uso, inclusive no nascimento do menino Jesus, que foi presenteado com mirra e olíbano, além de ouro).

Deveria ser evitado.

Pessoas submetidas a quimioterapia devem evitar o uso de óleos essenciais.

Pacientes com hipertensão devem evitar óleos essenciais de preto pimenta, cravo, hissopo, hortelã-pimenta, alecrim, sálvia e tomilho.

Pacientes com pressão arterial baixa devem evitar o uso excessivo de óleo de lavanda.

Pessoas alérgicas a nozes não podem usar amêndoa doce ou portador de amendoim óleos. Alternativas mais seguras são girassol, canola (não GM) e cártamo óleos.

Mulheres grávidas devem evitar óleos essenciais antes da 18ª semana de gravidez, especialmente em casos de aborto espontâneo anterior.

No segundo trimestre, os óleos essenciais podem ser usados em baixas doses formuladas por um aromaterapeuta profissional ou prestador de cuidados de saúde.

27. ÓLEO ESSENCIAL RELAXANTES

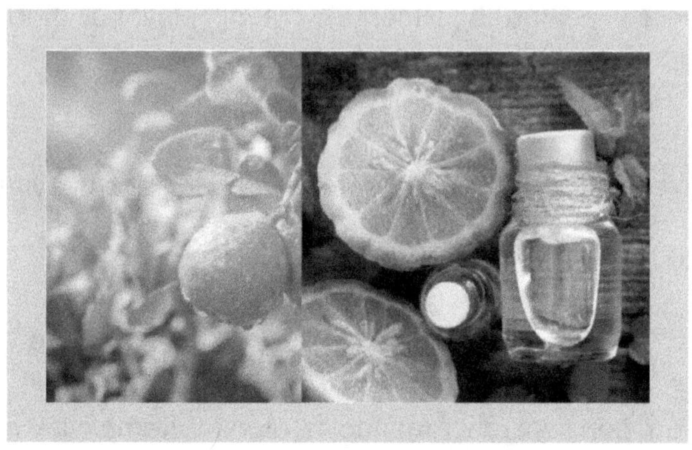

Figura 26 Originário da Itália, nosso óleo essencial de bergamota (Citrus bergamia)

A bergamota, cultivada principalmente na Calábria, Itália, é uma fruta cítrica de sabor azedo cujo a casca, ironicamente, produz um óleo doce e limão com um sabor suave e refrescante fragrância.

A bergamota é cultivada na América do Sul e nos Estados unidos, mas a qualidade é incomparável às frutas cultivadas no sul da Itália solo único.

O óleo verde ou amarelo é um ingrediente importante em muitos colônias e perfumes, e é usado na produção do chá Earl Grey, dando a bebida tem seu aroma característico.

A bergamota é considerada o melhor óleo cítrico e às vezes é chamado de óleo " ensolarado ".

Tem um efeito calmante, calmante e simultaneamente energiza e eleva o espírito.

A bergamota é boa para doenças de pele como eczema, psoríase e herpes, acne e pele oleosa. É excelente para cistite e infecções do trato urinário, como bem como para reduzir a febre.

Equilibra o apetite e é útil para o peso redução, bem como estimular o apetite.

As qualidades antidepressivas da bergamota tornam-na ideal para produtos sazonais. Transtorno Afetivo (TAS) em dias frios e cinzentos.

É suave, o efeito sedativo ajuda controlar a raiva, aliviar o estresse, reduzir a tensão nervosa, o medo e a ansiedade.

PRECAUÇÕES:

• A bergamota não deve ser usada na pele limpa.

Só deve ser usado em um óleo carreador, loção ou água do banho. Algumas gotas em uma solução são adequadas.

Como a maior parte do óleo de bergamota é fotossensível, para prevenir pele severa reação, não deve ser usado na pele dentro de 12 horas antes do sol exposição.

No entanto, o óleo de bergamota rotulado como 'Sem Bergaptina' ou 'Bergamota FCF' (Furo-Coumarin Free) é seguro, mesmo sob luz solar direta e não causará uma reação.

LEIA TAMBÉM

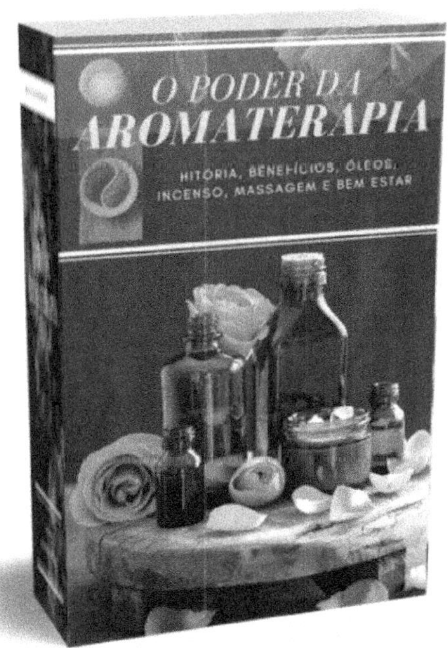

O PODER DA AROMATERAPIA : História, Benefícios, Óleos, Incenso, Massagem e Bem-Estar

LINK >> https://amzn.to/2T1johS

CAMOMILA

Óleo de camomila, uma substância azul-escura extraída do branco, semelhante a margarida flores, é um aroma doce e herbáceo com um tom frutado, um tanto amargo.

Quando secas, as flores são usadas para fazer chá de camomila altamente aromático, uma bebida comumente usada para promover relaxamento.

Existem muitas variedades de camomila, mas acredita-se que as espécies alemã e romana tenham as melhores valor medicinal. A camomila é calmante, acalma e equilibra com um toque suave efeito rejuvenescedor ou restaurador.

Este é um dos poucos óleos essenciais que podem ser usados com segurança em bebês e crianças, bem como durante a gravidez.

O óleo de camomila é um agente anti-inflamatório útil no tratamento de erupções cutâneas, bolhas e alergias, incluindo eczema.

Ele também tem propriedades analgésicas e é útil no tratamento de dor profunda e persistente, tensão muscular ou espasmo.

É excelente para reduzir dores de estômago, cólicas pré-menstruais e dor de cabeça, incluindo enxaqueca.

Por causa de sua suavidade, algumas gotas diluídas em água fervente podem ser usadas para fazer uma compressa calmante para os olhos trate a conjuntivite ou olhos cansados.

O efeito calmante e sedativo da camomila a torna um ingrediente tradicional em óleo de massagem para promover o relaxamento geral.

É um dos favoritos para equilibrar as oscilações de humor, emocionalidade, ansiedade, tensão nervosa e insônia.

PRECAUÇÃO:

• O óleo de camomila que não é mais azul e começou a ficar verde é não fresco e deve ser descartado.

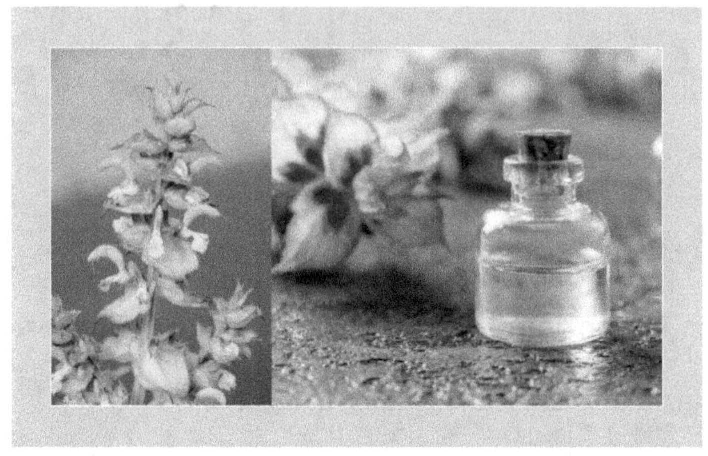

Figura 27 Óleo essencial Clary Sage Sálvia Esclareia

Clary sage, comumente chamada de sálvia, é uma erva alta com roxo-esverdeado e folhas peludas e uma profusão de pequenas flores brancas ou violetas claras.

Cozinhar as pétalas e folhas produzem um óleo doce e almiscarado com tons florais de nozes, eufórico de óleos essenciais, edificante, intoxicante, profundamente relaxante e revitalizante.

Fisicamente, este óleo é um excelente analgésico, especialmente para abdominais e dor de estômago, incluindo cólicas menstruais, sintomas da menopausa, como 'ondas de calor' e dores de parto.

Clary sage alivia a dor de cabeça, incluindo enxaqueca e é uma massagem no peito eficaz para aliviar a asma.

É frequente usado para tratar a caspa e promover cabelos e couro cabeludo saudáveis.

O óleo de sálvia pode produzir uma sensação semelhante à de uma droga e é um poderoso auxiliar no tratar depressão, ansiedade e melancolia.

É útil para reduzir o estresse que diminui a sexualidade e, portanto, é considerado um afrodisíaco.

Este óleo também ajuda a concentrar a mente e resulta em um pensamento mais criativo, bem como sono reparador e sonhos vívidos e agradáveis.

Clary sage é frequentemente usada para alcançar um estado meditativo.

PRECAUÇÕES:

O uso de óleo eufórico, como clary sage, não é compatível com álcool consumo ou uso de drogas recreativas.

Este óleo deve ser evitado durante a gravidez e nunca usado em bebês ou crianças menores de 18 anos.

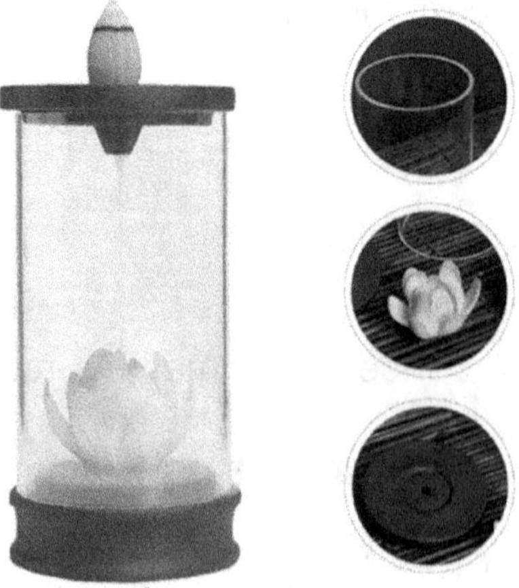

O queimador de incenso de fluxo reverso cria uma atmosfera misteriosa, pode ser usado como um presente para amigos. LINK >> https://amzn.to/3dtciMT

28.   INCENSO

A árvore de olíbano cresce na Índia, no Oriente Médio e na África países, incluindo Omã, Egito e Arábia Saudita. Sua resina branca leitosa endurece em " lágrimas " marrom-alaranjadas, que quando cozidas no vapor produzem um Óleo essencial com fragrância fresca e amadeirada com toques balsâmicos esfumados.

O olíbano tem sido usado há séculos em rituais de purificação do judaísmo, Religiões cristã e islâmica para remover a negatividade e foi um presente da Magos ao menino Jesus.

Este óleo, usado como desinfetante e fixador de perfume, também é um ingrediente para incenso. Geralmente, é calmante, edificante e rejuvenescedor.

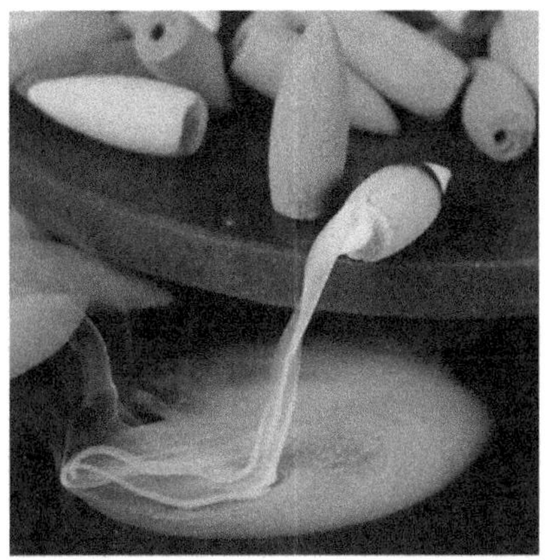

cones de incenso

LINK >>> https://amzn.to/2FydSAu

O olíbano é um dos melhores óleos essenciais para o cuidado da pele, uma excelente terapia para peles secas, sensíveis ou maduras que perderam a elasticidade.

Este óleo é usado para restaurar o tom da pele e prevenir rugas.

Também ajuda a reduzir cicatrizes e estrias. Além disso, o óleo de olíbano é útil no tratamento de asma, bronquite, crise de tosse, sinusite, resfriado e dor de garganta.

Médico pesquisa foi conduzida em 2008 na Universidade de Connecticut e na UC Davis na Califórnia, usando um composto de olíbano para tratar com sucesso osteoartrite do joelho.

Este é o óleo essencial mais valioso para induzir uma respiração lenta e profunda, aliviar o medo e desenvolver coragem e força emocional.

Também é um ajuda para eliminar a tristeza, ansiedade, tensão nervosa, estresse e pesadelos.

O olíbano inspira oração, meditação e estados mentais místicos.

LAVANDA

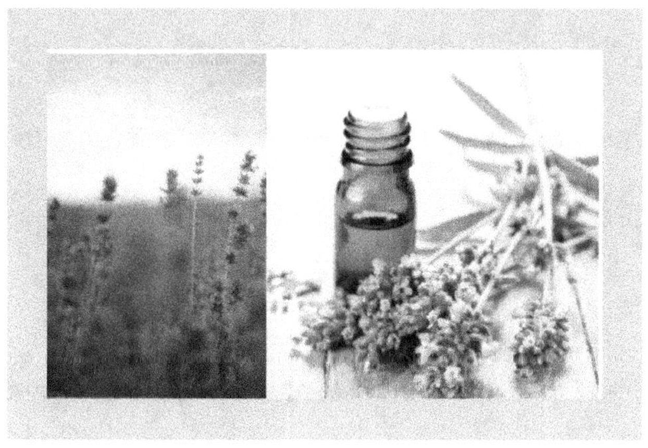

Figura 28 O óleo de lavanda vem das flores roxas ou violetas

O óleo de lavanda vem das flores roxas ou violetas de um arbusto espesso com folhas cinzentas ou verdes crescidas globalmente, mas o mais desejável vem de França e Inglaterra.

O óleo incolor a amarelo-esverdeado claro tem um aspecto floral limpo fragrância, levemente adocicada, com sutis tons balsâmicos ou amadeirados.

Conhecido como a Rainha dos Óleos Essenciais, ou o óleo que cura tudo, a lavanda é o melhor de todos em torno do óleo essencial.

Combina bem com outras essências e aumenta a sua eficácia. Se você puder ter apenas um óleo, faça-o de lavanda.

Este óleo, acredita-se que ativa a glândula pineal no cérebro, equilibra e normaliza funções do corpo, bem como emoções, e tem sido usado por milhares de anos pelo seu efeito calmante, calmante e relaxante.

Lavanda é frequentemente utilizado em produtos para a pele, perfumes, sabonetes e produtos de limpeza doméstica. Pode ser usado com segurança em crianças e bebês quando diluído em um óleo carreador ou loção.

Lavanda é um excelente analgésico para dores / espasmos musculares e dor de cabeça quando usado em óleo de massagem ou água de banho.

É eficaz para aliviar os sintomas de resfriado, congestão sinusal e bronquite, bem como para neutralizar o vírus e infecção.

O óleo de lavanda pode ser aplicado puro (puro) diretamente na carne feridas e queimaduras, incluindo queimaduras solares, para aliviar a dor, combater infecções e cura rápida e restauração da pele.

Lavanda é um tratamento para insetos picadas, além de repelente de insetos. Outras doenças de pele tratadas com lavanda são acne e coceira devido a alergias.

O aroma de lavanda ajuda a controlar a irritabilidade, raiva, ansiedade, mudanças de humor, hiperatividade e insônia.

O efeito de resfriamento desse óleo calmante ajuda a compreender, racionalidade, pensamento claro e meditação.

PRECAUÇÃO:

Lavanda deve ser evitada durante os primeiros três meses de gravidez.

MANJERONA

Manjerona, uma erva espessa com folhas verde-prateadas escuras, caule penugento e cachos de pequenas flores brancas rosadas, produz um óleo incolor com um toque picante, aroma quente e amadeirado.

Tem sido usado em perfumes, pomadas e como alimento aromatizante desde a época do Egito Antigo. A manjerona é conhecida como " a grande consolador " pelo seu efeito sedativo forte e poderoso.

A manjerona ajuda com todos os tipos de dor porque dilata os vasos sanguíneos e cria um efeito de aquecimento e melhora a circulação.

É bem sucedido em reduzir dor aguda e constante de enxaqueca, músculos doloridos, articulações rígidas, até dor crônica de artrite e reumatismo. Uma massagem abdominal com o óleo de manjerona alivia a constipação e a flatulência.

Marjoram em inglês (em Português mangerona) é pesadamente propriedade sedativa é anafrodisíaca e ajuda a reduzir o desejo sexual durante celibato.

Emocionalmente, o óleo de manjerona é eficaz para lidar com o luto, extremo melancolia ou solidão. A manjerona também pode ser usada para hiperatividade (ADD / ADHD), histeria, obsessão (TOC) e trauma (PTS), como bem como insônia.

A inalação deste aroma suave dá conforto, consolo, fortaleza, força interior e resistência.

PRECAUÇÕES:

A manjerona pode entorpecer e deve ser usada com cautela.

O uso excessivo ou de longo prazo deve ser evitado para evitar o enfraquecimento dos sentidos.

A manjerona deve ser evitada durante a gravidez.

NEROLI

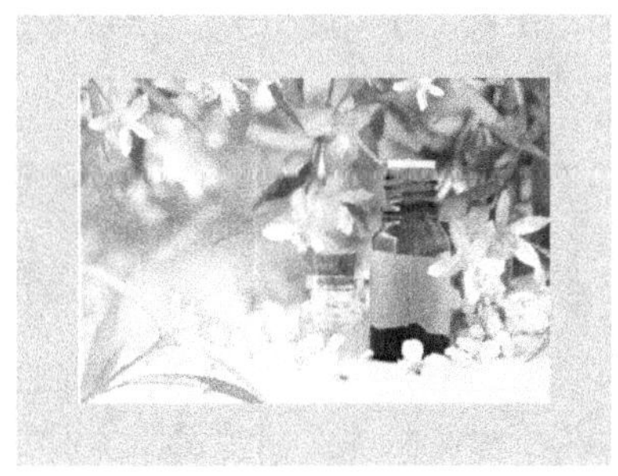

Figura 29 Neroli, também chamado de flor de laranjeira

Neroli, também chamado de flor de laranjeira, é o óleo amarelo claro de fragrância profunda flores brancas da laranja de Sevilha.

Possui uma fragrância floral delicada e fresca com um subtom forte e agridoce e é um ingrediente em muitos populares perfumes.

O óleo está associado à inocência e pureza, como a flor, uma flor de casamento tradicional, da qual é extraída. A fragrância emanando do buquê nupcial, acredita-se que acalma os nervos de uma noiva ou noivo ansioso.

O aroma é calmante, edificante e levemente hipnótico.

Esta fragrância assustadoramente bela é um dos óleos essenciais mais caros.

O óleo de Neroli é um regenerador celular e é eficaz no rejuvenescimento de todos tipos de pele, especialmente pele madura, seca e sensível. Neroli tonifica a pele do rosto e músculos, tornando-os um ingrediente de escolha em produtos para a pele, massagens ou Banho de óleo.

Uma massagem neroli na região abdominal alivia o intestino espasmos relacionados à diarreia.

Neroli é a escolha recomendada de aromaterapeutas para o tratamento de doenças crônicas ansiedade, decepção e choque.

Ajuda a aliviar a depressão, o desespero, ataques de pânico, histeria e estresse pós-traumático (PTS) e instilar confiança, iniciativa e otimismo.

Neroli é um afrodisíaco sutil, particularmente útil para superar a timidez, os nervos ou o medo do encontro sexual. o

propriedade alegre e edificante deste óleo ajuda a meditação, pensamento criativo e cura em todos os níveis do corpo, mente e espírito.

LEIA TAMBÉM

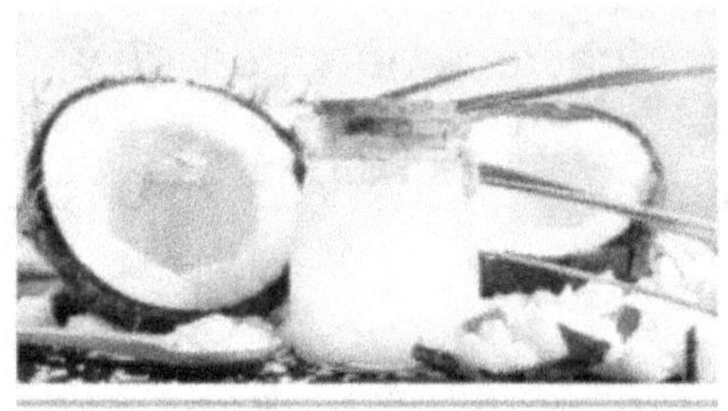

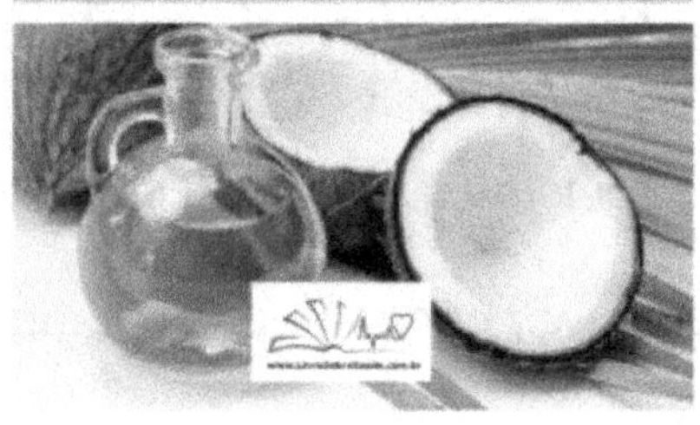

ÓLEO DE COCO: MANUAL COMPLETO

LINK >>> https://amzn.to/3nTDetl

ROSA

As roseiras, familiares a todos, produzem um óleo essencial de pétalas de flores, variando em cor de rosa pálido a vermelho escarlate profundo.

O mais comum as espécies para aromaterapia são Damasco, Couve ou Rosa Francesa. "Rosa otto, " obtido por destilação em água, é o óleo essencial mais caro em no mercado, entre R$ 500 e R$ 1.400 por 02 ml.

Este óleo claro a amarelo pálido tem um aroma delicado e sutil que é leve, doce e picante.

"Rose Absolute, " destilada com solvente (álcool), varia na cor do laranja a marrom e tem um aroma profundo, escuro e mel, muito mais forte do que subiu otto, mas disponível pela metade do preço.

Alguns aromaterapeutas consideram rosa absoluta inferior, diferente na fragrância, nas propriedades e os benefícios da rosa otto e da rosa absoluta são geralmente os mesmos.

A rosa é considerada por muitos a mais majestosa das flores, as melhores e flor mais elegante do jardim. Tradicionalmente, simboliza o amor verdadeiro e seu óleo essencial é um tônico para o coração físico e também para as emoções.

É um aroma tenro, edificante e calmante que tem sido usado por séculos para curar coração e alma. Uma massagem ou banho de óleo de rosa é um tratamento preferido para o aparelho reprodutor feminino problemas, incluindo cólicas pré-menstruais e emocionalidade (TPM), menopausa e depressão pós-parto.

O óleo de rosa também é um ingrediente de escolha em produtos de cuidados com a pele para todos os tipos de pele, mas especialmente para o tratamento de pele madura e seca ou pele sensível.

Este óleo essencial é um afrodisíaco para homens e mulheres, aliviando a ansiedade sexual e inspirando confiança na capacidade de expressar sensualidade.

O óleo essencial de rosa alivia a tristeza, decepção e tristeza, enquanto nutrir e fortalecer o espírito interior. Isso cria uma sensação reconfortante que permite experimentar e expressar amor pelos outros, bem como a si mesmo.

PRECAUÇÃO

O óleo de rosa deve ser evitado no início da gravidez, especialmente se houver um história de aborto espontâneo, mas é perfeitamente seguro no segundo e terceiro trimestres.

SÂNDALO

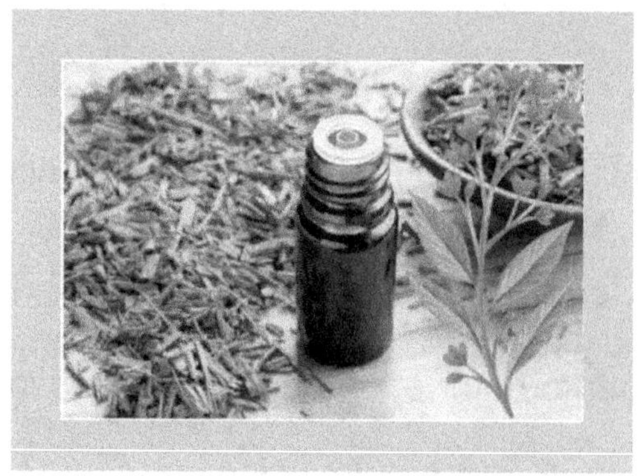

Figura 30 Óleo Essencial Sandalwood (hawaiian) Sândalo

O óleo de sândalo é destilado das raízes e o cerne da parte interna da a árvore de sândalo, uma árvore perene cuja madeira está entre as mais fortes e mais pesado do mundo.

Seu óleo essencial amarelo claro a escuro é o mais rico e maior durabilidade dos óleos essenciais e a bela fragrância é aprimorada com tempo, em vez de se tornar rançoso como a maioria dos óleos quando envelhecem.

O doce, aroma amadeirado com toques de bálsamo e especiarias tem um equilíbrio, harmonizando efeito na psique e tem sido usado em rituais religiosos por milhares de anos para ajudar na oração e na meditação.

Sandalwood é atraente para ambos os homens e sentidos femininos e é amplamente utilizado para fazer perfumes para ambos os sexos, como bem como incenso.

A fragrância é erótica, relaxante e edificante.

O sândalo indiano é o melhor e mais desejável. No entanto, tornou-se uma espécie em extinção e seu óleo é, portanto, bastante caro. australiano óleo de sândalo, aproximadamente metade do preço do sândalo indiano, é considerado um substituto satisfatório e comparável pela maioria da aromaterapia especialistas.

O sândalo é o principal óleo essencial para o tratamento de bronquite e laringite, devido às suas propriedades anti-sépticas, bem como calmantes e calmantes.

Isso é também usado para o tratamento de infecções urinárias e da bexiga e retenção de líquidos.

Sua qualidade adstringente e balanceadora torna o sândalo apropriado para tratamento da acne e outras condições de pele e couro cabeludo resultantes de descamação pele.

Sândalo no óleo de massagem ou na água do banho é um corpo e mente geral relaxante, bom para dores de cabeça tensionais e insônia.

O sândalo alivia a tristeza, a agressão e o pensamento obsessivo. É um poderoso afrodisíaco, especialmente quando a frigidez ou impotência resultam desestresse, depressão ou sentimentos de isolamento.

PRECAUÇÃO:

O óleo de sândalo não deve ser aplicado puro (não diluído) na pele.

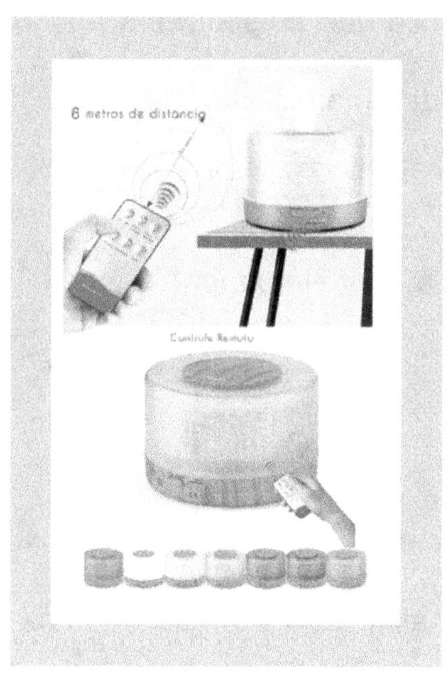

Umidificador De Ar Purificador Aroma Difusor Portátil Led   link >>>   https://amzn.to/2lu6ffj

HORTELÃ

O óleo essencial de hortelã é destilado das flores rosa ou lilás na cabeça desta erva ocupada com folhas verdes em forma de lança que crescem até aproximadamente 3 pés. O óleo verde-amarelo claro tem um aroma fresco e mentolado,

semelhante à hortelã-pimenta, mas mais doce e suave. Este é um excelente, menos severa alternativa à hortelã-pimenta para crianças.

É um condimento comum na mastigação goma de mascar, doces, alimentos e medicamentos por causa de seu doce, refrescante e calmante efeito.

O chá de hortelã é uma bebida excelente para dormir. Gregos antigos usavam Hortelã na água do banho por suas propriedades anti-sépticas e refrescantes.

O óleo essencial de hortelã funciona bem para problemas respiratórios crônicos, como bronquite e sinusite e dor de cabeça ou dor no peito que a acompanham.

Também é usado para problemas digestivos comuns causados por tensão ou espasmo. Quando massageado no abdômen, este óleo irá relaxar os músculos do estômago e aliviar soluços, náuseas, vômitos, flatulência, constipação ou diarreia e também trata o enjôo.

A hortelã é excelente para clarear os dentes e promoção de tecido gengival saudável. Quando adicionado a um limpador facial, hortelã limpa e fecha os poros, deixando a pele tonificada e firme.

As propriedades revigorantes e edificantes do óleo de hortelã o tornam uma boa escolha para aliviar a fadiga mental e a depressão leve.

Hortelã também traz uma sensação de equilíbrio e tranquilidade durante os períodos de estresse ou ansiedade.

PRECAUÇÕES:

• Embora a hortelã seja um condimento comum em alimentos e outros medicamentos de balcão, óleo essencial de hortelã, como com todos os óleos, deve ser ingeridos apenas sob a orientação de um médico licenciado praticante.

• A hortelã pode irritar os olhos ou pele sensível, mesmo quando diluída em um transportadora.

29.   MELALEUCA (TEA TREE)

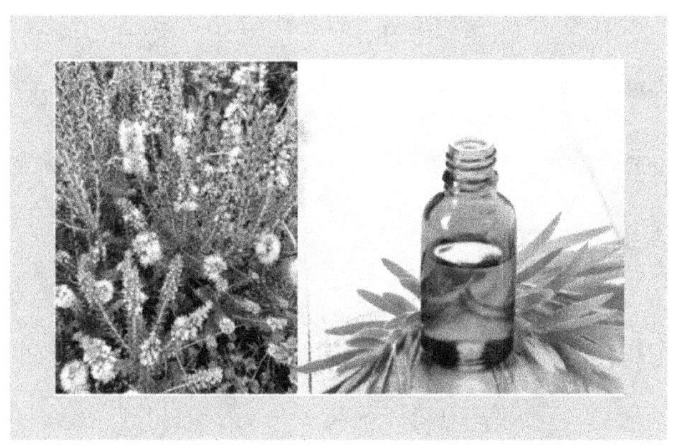

Figura 31 Óleo Essencial Melaleuca (Tea Free)

A árvore do chá é na verdade um arbusto com folhas verdes médias a amarelas semelhantes a agulhas; também conhecida como casca de papel, a casca da árvore do chá é como papel e branca.

Óleo essencial extraído das folhas e galhos da árvore do chá é amarelo pálido com um toque pungente, picante, aroma, algo como noz-moscada, e tendo um leve odor de cânfora.

Óleo de chá árvore é o óleo essencial mais medicinal para combater as três doenças infecciosas organismos: bactérias, vírus e fungos. Seu poderoso anti-séptico plus propriedades imunogênicas o tornam a escolha preferida para combater uma variedade de doenças e enfermidades.

Este é um excelente unguento de primeiros socorros.

Chá o óleo da árvore gera calor penetrante e cura tanto física quanto emocionalmente.

O óleo essencial da árvore do chá pode ser aplicado puro (não diluído) para tratar eficazmente erupção cutânea, pé de atleta, fungo nas unhas, herpes labial, herpes, picadas de inseto, cabeça piolhos, abrasões na pele e acne.

A infecção vaginal do fermento (candida) pode ser tratado com banhos quentes de árvore do chá e massagem abdominal regular com chá árvore em um óleo portador.

Com inalação de vapor e gargarejos, este óleo alivia o frio sintomas e dor de garganta.

Usado rotineiramente, evita o desenvolvimento de resfriados, bronquite, sinusite ou laringite.

Banhos regulares e massagens com chá óleo de árvore ajuda a impulsionar o sistema imunológico, especialmente em casos de longo prazo, doenças debilitantes, como mononucleose ou vírus de Epstein-Barr.

Árvore do chá, misturado com gel de aloe vera, reduz a dor e o desconforto associados a cobreiro.

O poderoso aroma da árvore do chá limpa a mente, ajuda a concentração e neutraliza fadiga.

Este óleo também inspira autoconfiança, ajuda a dissipar a escuridão de doença crônica e promove uma atitude positiva e criativa em relação à cura.

Isso também fornece uma sensação sutil de força interior e resistência.

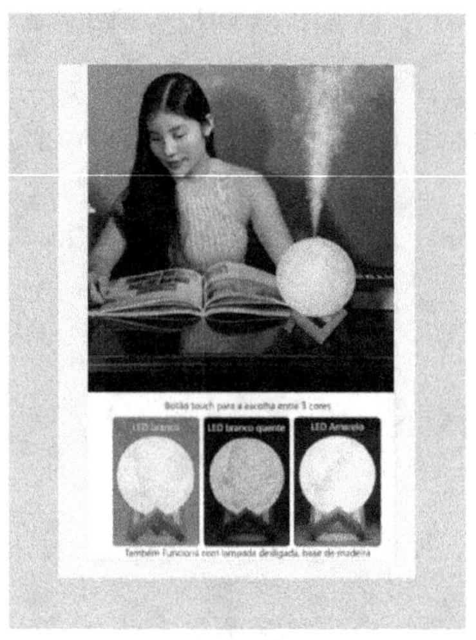

Umidificador de ar ultrassônico, difusor de aromas e luminária de mesa 880ml Lua USB e LED 3 cores

Link >>> https://amzn.to/3dwAL3M

PRECAUÇÕES:

• O óleo da árvore do chá deve ser usado com moderação - um máximo de 4 gotas em água do banho e 2% em óleo de massagem ou loção.

• Este óleo pode irritar a pele sensível.

YLANG-YLANG

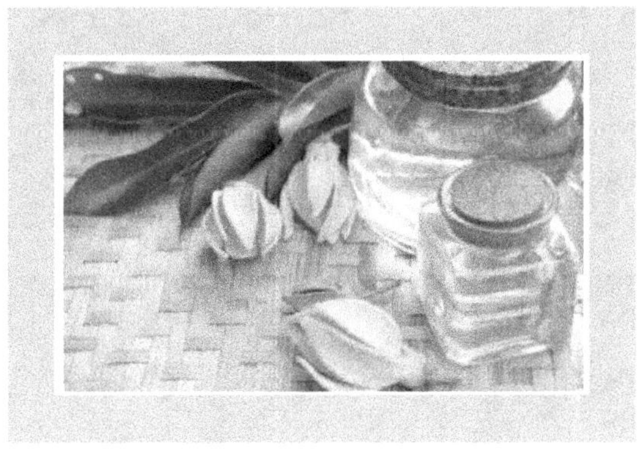

Figura 32 ÓLEO ESSENCIAL - YLAN-YLANG (CANANGA ODORATA)

O óleo essencial de ylang-ylang é extraído de grandes flores tropicais amarelas da árvore cananga, que floresce profusamente o ano todo na Indonésia.

Traduzido do malaio, ylang-ylang significa 'flor das flores'. Este óleo amarelo claro tem uma fragrância intensamente doce, amêndoa e floral, com uma nota exótica, amadeirada e balsâmica.

Tem um cheiro exótico e sedutor que é calmante, eufórico e sedativo, tornando o ylang-ylang um ingrediente popular com perfumistas e confeiteiros. 'Ylang-ylang extra', o maior grau de este óleo é geralmente preferido para aromaterapia em relação aos graus 1, 2 ou 3.

O uso medicinal primário de ylang-ylang é o tratamento da hipertensão (hipertensão), palpitações cardíacas e respiração rápida. Ylang-Ylang é um ingrediente em produtos de cuidados com a pele e cabelo para o tratamento de oleosidade.

Este óleo é um afrodisíaco poderoso, útil no tratamento de impotência e frigidez quando massageados no abdômen e virilha.

Uma fragrância doce e rica ajuda a liberar a inibição e evocar a paixão.

Ylang-ylang é útil para reduzir o estresse e a tensão geral.

Também ajuda superar a tristeza, frustração e raiva, bem como problemas emocionais mais graves problemas incluindo ataques de pânico e estresse pós-traumático (PTS).

De criando uma sensação de paz e tranquilidade, o ylang-ylang desbloqueia reprimido sentimentos e ajudas na meditação, pensamento criativo e expressão artística.

Com algumas gotas de ylang-ylang na água do banho antes de dormir ajuda a relaxar a mente e corpo, tornando-se um tratamento de escolha para insônia.

PRECAUÇÕES:

Ylang-ylang deve ser usado em pequenas quantidades e por curtos períodos de Tempo. O uso prolongado ou excessivo pode resultar em dor de cabeça ou náusea.

Misturar com um óleo cítrico, como bergamota ou néroli, para iluminar o efeito do ylang-ylang ajuda a prevenir efeitos colaterais negativos.

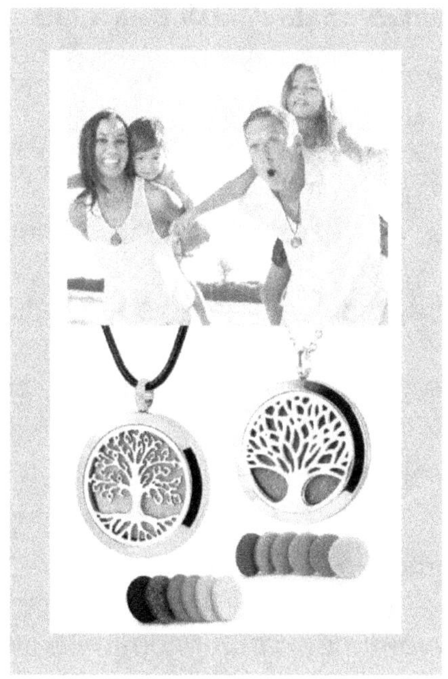

Colar Difusor Árvore da Vida Aromaterapia 100% em Aço Inóx link >>> https://amzn.to/3lKS4kk

30. OS ÓLEOS ESSENCIAIS BÁSICOS
MANJERICÃO

O manjericão, às vezes chamado de 'manjericão doce' ou 'manjericão sagrado', é uma erva aromática com folhas verde-amarelo e pequenas flores brancas, produzindo um amarelo pálido aquoso óleo essencial.

Tem um aroma doce e leve de menta com notas de alcaçuz ou erva-doce, conferindo-lhe uma fragrância picante, frutada e balsâmica. O óleo de manjericão é semelhante ao óleo de alecrim, mas mais suave e sutil.

É um estimulante suave que desperta os sentidos e restaura a resistência.

Na Índia, o manjericão é uma erva sagrada cultivada como planta de casa para proteger a moradia e o espírito de seus habitantes.

Basil é um anti-espasmódico, útil para espasmos musculares e digestivos quando adicionado ao óleo de massagem. Este é um excelente remédio para cólicas menstruais e tensão, bem como congestão no peito.

Basil também é usado para combater exaustão, especialmente devido a doenças debilitantes de longa duração.

Este é um bom, tônica geral 'estimulante' quando as reservas de energia se esgotam.

A fadiga mental é bastante aliviada pelo óleo de manjericão, que ajuda no raciocínio rápido e tomando uma decisão.

Este é um estimulante mental suave e versátil, útil em combater a depressão e a letargia, bem como a "exaustão psíquica" ou tédio.

Também é uma ajuda para limpar a mente antes da meditação.

PRECAUÇÕES:

• Manjericão deve ser evitado durante a gravidez, em pele hipersensível e crianças menores de 16 anos.

• Use manjericão com moderação - não mais do que 2% (6 gotas a 1/2 onças) de óleo carreador ou loção; evite o uso prolongado e evite aplicar puros (não diluído) na pele.

31. CINNAMON FOLHA (CANELA)

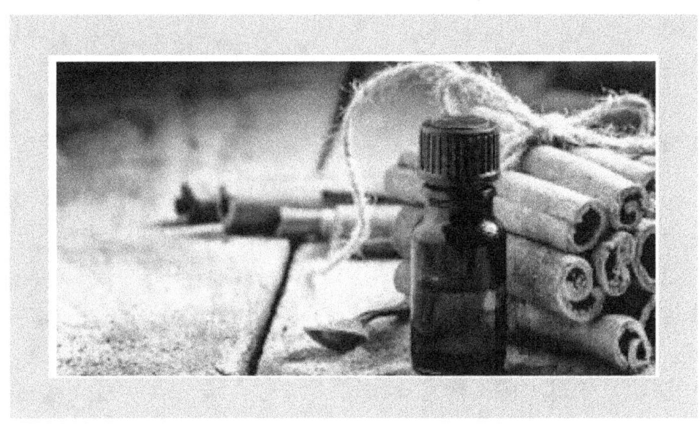

Figura 33 Óleo Essencial de canela

As folhas da árvore perenifólia da canela são usadas para obter óleo essencial de canela, uma substância amarela e aquosa.

'Casca de canela' é altamente perfumada, e seu óleo essencial vermelho-escuro / marrom está prontamente disponível; no entanto, é altamente irritante na maior parte da pele e raramente é recomendado para aromaterapia.

Essencial o óleo de folha de canela é altamente aromático, com um sabor forte, fragrância doce e picante, um tanto apimentada e parecida com cravo, mas mais forte e mais nítido.

A canela é usada extensivamente para dar sabor a alimentos e medicamentos. Canela o óleo da folha é estimulante, inspirador e revigorante.

Usado regularmente em um difusor ou vaporizador, o óleo de canela é um excelente preventivo para resfriados e infecções por bactérias, vírus ou fungos.

Isso também acelera a recuperação durante doenças respiratórias. Uma massagem abdominal com azeite contendo folha de canela ajuda a uma variedade de problemas causados por lentidão digestão, incluindo sintomas de gripe e flatulência.

Canela, seja em óleo de massagem ou água do banho, é benéfico para pessoas com má circulação que sofrem de frio contínuo nas mãos e nos pés; este óleo vai aquecer corpo e alma com energia positiva.

Massageada nas articulações e coluna, a canela é um sucesso remédio para dor e rigidez da artrite.

A canela tem propriedades que afirmam a vida, o que a torna um excelente remédio para sentimentos de isolamento e tristeza, bem como letargia e apatia.

isto traz coragem, otimismo e entusiasmo renovado pelos prazeres da vida.

PRECAUÇÕES:

O óleo de folha de canela deve ser evitado em peles sensíveis

Use com moderação - não mais do que 3 gotas na água do banho ou adicionadas a 1/2 onça. óleo de massagem ou loção.

32.   CRAVO (CLOVE BUD)

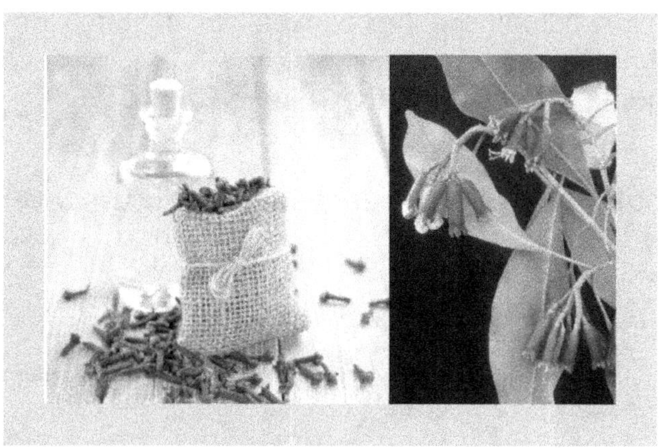

Figura 34 Óleo Essencial De Cravo (Clove)

O cravo-da-índia é uma pequena e sempre-viva com folhas verdes escuras aromáticas, trazendo flores vermelhas perfumadas e bagas roxas.

Botões rosa-rosa no centro das flores são secas ao sol e, em seguida, destiladas para obter óleo essencial de cravo, uma fragrância fresca, doce e picante, semelhante à canela, mas não tão ardente ou intenso.

Este óleo amarelo pálido tem sido um ingrediente em perfumes, medicamentos e comida por milhares de anos, que remonta ao antigo Egito, China e Roma.

O aroma do cravo é misterioso, intrigante, suavemente estimulante e revitalizante.

O cravo também é altamente analgésico, aquecedor e reconfortante.

O óleo de cravo é um remédio caseiro tradicional para dor de dente; aplicado diretamente a tecido da gengiva ou dente dolorido, o cravo tem propriedades anestésicas leves.

Também é um Desodorizante de hálito eficaz e preventivo de constipações, devido à sua qualidade anti-séptica.

A massagem com óleo de cravo é eficaz no tratamento de dores musculares e rigidez articular associada a reumatismo e artrite.

Uma cura confiável para os calafrios do inverno, como assim como 'the blahs', é um molho quente com óleo de banho de cravo.

Cravo também funciona como um estimulante do apetite e para o alívio da flatulência, indigestão e náuseas.

Cravo é excelente para a negatividade mental e emocional devido a problemas físicos doença. I

Geralmente, é um excelente tônico para energizar e reviver o psique e restaurando uma atitude positiva.

PRECAUÇÕES:

• Evite usar em pele sensível ou seca

• Use com moderação - máximo de três gotas na água do banho, ou 1/2 onça óleo de massagem ou loção.

EUCALIPTO

Aproximadamente vinte das mais de 700 espécies de eucalipto são usadas em aromaterapia, cada um com diferenças sutis.

Basicamente, o eucalipto é um perene de altura, às vezes 30 metros de altura, com folhas verdes escuras do qual é extraído um óleo essencial incolor a amarelo claro.

O aroma penetrante de óleo de eucalipto é forte, canforado, balsâmico e amadeirado. 'Lemon eucalipto' é uma espécie distinta assim chamada porque tem um aroma cítrico distinto.

Geralmente, o eucalipto está perfurando, limpando e revigorante. É um dos poucos óleos essenciais cuja potência aumenta com a idade em vez de se deteriorar.

O eucalipto é o óleo essencial mais popular para descongestionamento de resfriados, bronquite e sinusite, seja a infecção viral, bacteriana ou fúngica.

Usado com inalação de vapor, o eucalipto limpa o sistema respiratório e alivia a dor de garganta, dor de cabeça e neuralgia que acompanham.

Óleo de eucalipto mata as bactérias transportadas pelo ar e é um bom desinfetante e desodorizante quando usado em um vaporizador ou difusor.

O óleo essencial de eucalipto também é usado como um repelente de insetos, ou tratamento para picadas de insetos.

Erupções cutâneas e condições incluindo as telhas respondem bem ao eucalipto quando algumas gotas de óleo são adicionadas à água do banho.

Também é eficaz quando misturado com bergamota para tratamento de herpes e herpes labial.

A propriedade purificadora e edificante do óleo de eucalipto o torna um antídoto para exaustão mental e constrição emocional.

Também é um bom limpador de ambiente para remover a energia negativa da casa. A fragrância deste óleo, especialmente 'eucalipto limão', é uma ajuda extremamente poderosa para focar a mente durante a atividade mental e para manter a concentração.

O eucalipto também é usado para limpar a mente antes da meditação ou durante a oração.

33.   GERÂNIO

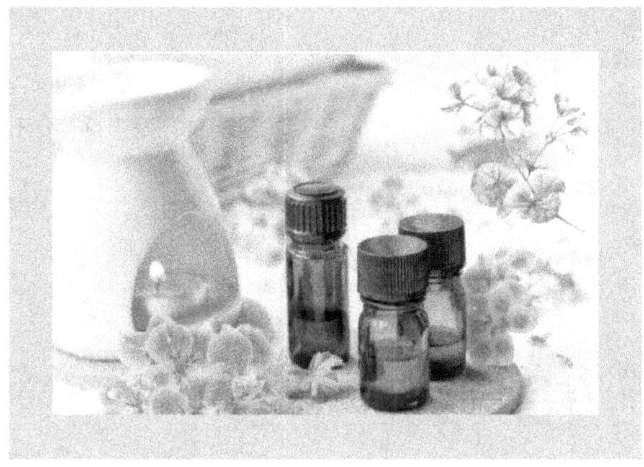

Figura 35 Óleo Essencial de Gerânio

O gerânio de jardim ornamental não produz um óleo essencial, e apenas uma das mais de 700 variedades de gerânio é usada na aromaterapia.

O óleo essencial é obtido de toda a planta de gerânio - caules, peludos, folhas serrilhadas e grupos de florzinhas variando de rosa a magenta e vermelho.

A fragrância deste óleo verde claro é cítrica e à base de ervas, com toques suaves de rosa. Muito menos caro que o óleo essencial de rosa, o gerânio é um substituto econômico.

É frequentemente usado por perfumistas para estender o óleo de rosa eficácia. O aroma é levemente refrescante, edificante, harmonizador e equalizando.

Ele conforta e cria uma sensação de segurança e estabilidade.

O gerânio estimula o córtex adrenal e corrige o desequilíbrio hormonal, incluindo cólicas menstruais e sintomas da menopausa.

É anti-séptico ajuda de qualidade na desintoxicação do sistema linfático, além de curar pequenas na pele. Como auxiliar de beleza, o gerânio regula as glândulas da pele e previne produção excessiva de petróleo.

Sua ação estimulante suave melhora a circulação e atua no sistema urinário como um diurético leve. Adicionado ao óleo de massagem, com o tratamento diário com gerânio é eficaz na redução da celulite.

Também é um bom desodorante pessoal, bem como ambientador e repelente de insetos.

O óleo de gerânio funciona como um antidepressivo, controla as mudanças de humor, nervosismo e ansiedade. Ele combate a fadiga mental devido ao estresse e excesso de trabalho.

O gerânio controla o fluxo de energia no corpo e equilibra o psique emocionalmente e mentalmente, bem como fisicamente.

JASMIM

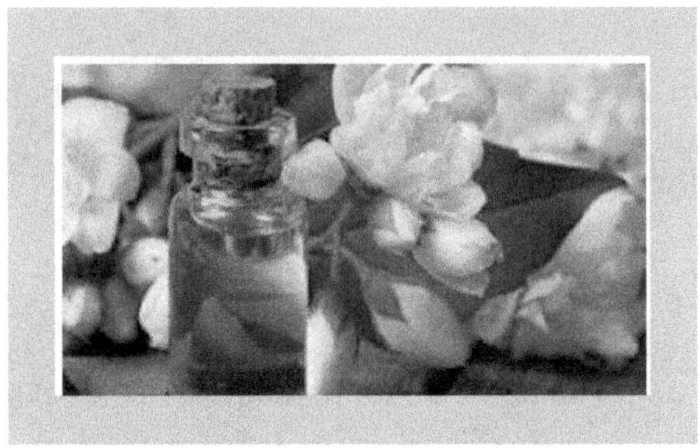

Figura 36 Óleo essencial de jasmim

Jasmine é um arbusto florido com finas folhas verdes e um branco delicado flores cujo óleo é extraído apenas com solvente, que produz 'Jasmine absoluto, 'o único tipo de óleo essencial de jasmim.

A fragrância deste   óleo escuro alaranjado é um floral exótico e poderoso, com um tom doce de mel. Leva cerca de 1.000 libras de flores para produzir menos de duas onças (4,5 gramas) de Jasmim absoluto, tornando este um dos essenciais mais caros óleos em aromaterapia. Jasmim é colhido à noite quando seu perfume é mais forte, dando-lhe o título de 'rainha da noite'.

Óleo de jasmim é eufórico e levemente hipnótico. Sua poderosa qualidade afrodisíaca tornou-o do Cleópatra perfume de escolha para cortejar Marc Anthony.

A Imperatriz Josephine usava jasmim para atrair Napoleão Bonaparte. O óleo de jasmim é intoxicante, libertador e revitalizante.

Jasmim é um excelente ingrediente para cuidar da pele, particularmente adequado para amadurecer pele que precisa ser rejuvenescida. Algumas gotas de absoluto de jasmim em um ambiente quente o banho alivia o espasmo muscular, a rigidez das articulações e a dor dos ligamentos torcidos.

Jasmine trata eficazmente os sistemas reprodutivos de homens e mulheres.

Uma massagem abdominal ou nas costas com óleo de jasmim alivia a dor do parto durante parto e ajuda a aliviar o desconforto de uma próstata aumentada.

A poderosa ação afrodisíaca do absoluto de jasmim pode reacender a paixão em as relações sexuais mais problemáticas.

O óleo de jasmim, um antidepressivo de natureza estimulante, é a melhor escolha para restaurar a confiança daqueles que sofrem de vacilação debilitante, letargia e indecisão.

Jasmine dissipa o medo, a paranoia e o pessimismo. O positivo qualidades do jasmim desbloquear emoções reprimidas, elevar o pensamento e promover visão e sabedoria.

DICA DE LEITURA

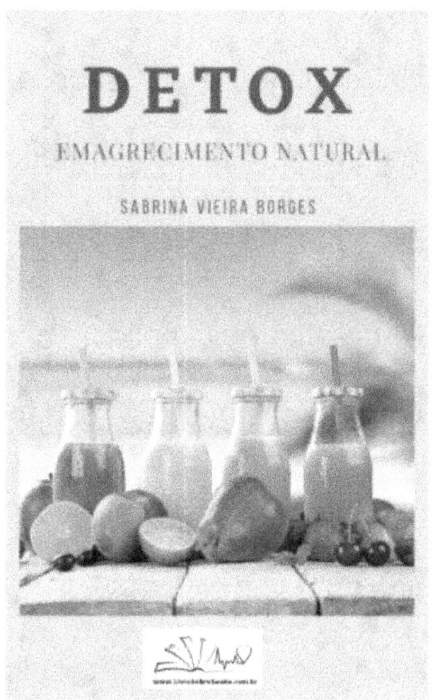

DETOX: EMAGRECIMENTO NATURAL

LINK >>> https://amzn.to/37hc0au

LIMÃO

O óleo essencial de limão é prensado a frio da casca da fruta cítrica comum que cresce em pequenas árvores durante todo o ano.

Este óleo verde-amarelo pálido não deve ser confundido com óleo de 'capim-limão', 'limão-petitgrain' ou 'erva-cidreira'.

Que têm diferentes propriedades e usos em aromaterapia. Óleo de limão é uma fragrância leve, limpa e ligeiramente doce semelhante à casca de limão fresca, mas mais rico, mais intenso e mais duradouro.

Este óleo é amplamente utilizado em perfumes, remédios, produtos de higiene pessoal e produtos de limpeza doméstica, em além de ser um condimento alimentar popular. Limão costuma ser misturado com outros aromatizantes e fragrâncias para realçar suas propriedades.

O aroma é revigorante, refrescante e purificante.

As qualidades adstringentes e antibacterianas do óleo de limão o tornam útil para a limpeza feridas, bem como desintoxicar o sistema circulatório, respiratório e linfático sistemas.

O óleo de limão neutraliza o ácido e é útil no tratamento de reumatismo, gota, ou estômago excessivamente ácido. Também é útil para impedir a propagação de infecções bacterianas, resfriados e dores de garganta.

Como ingrediente da beleza produtos, o óleo de limão é excepcionalmente bom para pele opaca e oleosa, manchas escuras e veias varicosas, quando adicionado a loções, óleo de massagem ou água de banho.

Uma queda ou dois de óleo de limão adicionado ao shampoo ou água de enxágue final dá ao cabelo um brilho, brilho cintilante, independentemente da cor natural.

Um banho de óleo de limão é recomendado para exaustão física, bem como fadiga mental.

O óleo de limão ajuda a eliminar a confusão e ajuda no raciocínio rápido e na tomada de decisões e concentração. É excelente para limpar a mente antes da meditação.

O aroma de limão limpa as vibrações negativas e cria calor, sentimentos confortáveis em relação aos outros.

PRECAUÇÕES:

• O óleo essencial de limão é fotossensível e não deve ser usado na pele 24 horas antes da exposição à luz solar.

• Evite usar em peles sensíveis.

• Use com moderação - no máximo três gotas na água do banho ou 1/2 onça de óleo de massagem ou loção.

PATCHOULI

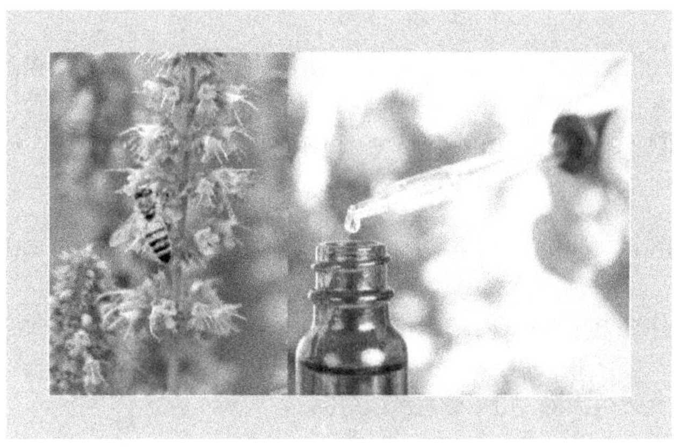

Figura 37 Flor de Patchouli

O arbusto de patchouli tem folhas grandes, macias e peludas e flores rosa claro. As folhas são secas e fermentadas por vários dias antes de serem destiladas para obter um óleo essencial exótico de laranja escuro.

A fragrância pesada é doce, picante e amadeirado, ligeiramente balsâmico e esfumaçado.

Patchouli é um poderoso ingrediente em perfume e é usado como desodorante e repelente de traça em carpetes, roupas e outros tecidos. Também é um afrodisíaco para ambos

Masculino e feminino. O aroma forte e distinto é edificante, equilibrante, regenerativo e sensual.

O patchouli é um ingrediente benéfico para o cuidado da pele para peles maduras e oleosas e condições como caspa, dermatite ou pé de atleta.

É regenerativo as propriedades são eficazes na renovação das células da pele, particularmente no tecido cicatricial.

Patchouli trata picadas de insetos e cobras, além de ser um inseto eficaz repelente. O desejo sexual e a paixão são estimulados quando o patchouli é usado como perfume, ou adicionado ao óleo para uma massagem abdominal.

Patchouli ajuda ambos impotência masculina e frigidez feminina.

Patchouli é excelente para desequilíbrio emocional relacionado ao estresse, incluindo ansiedade, nervosismo e raiva.

É útil para tratar a procrastinação devido à confusão ou a pensamentos negativos e depressivos.

Cheiro de terra do patchouli fundamenta e centra a psique. É usado para remediar o pensamento espaçado e sonhar acordado excessivo.

Patchouli tem sido usado para reduzir desejos durante retirada do vício de drogas ou tabaco.

34. PEPPERMINT (HORTELÃ-PIMENTA - MENTHA PIPERITA)

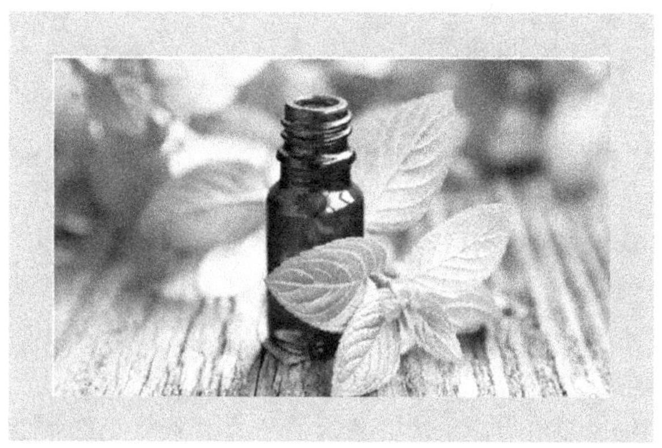

Figura 38 Hortelã-Pimenta

O óleo essencial de hortelã-pimenta, uma das várias balas usadas na aromaterapia, é destilado de púrpura claro, topos floridos ou folhas felpudas de hortelã plantar.

O óleo verde claro é quase incolor com um cheiro fresco e penetrante e um toque de grama e cânfora, semelhante à hortelã, mas mais pungente.

A hortelã-pimenta é uma das drogas naturais mais antigas e importantes, namoro milhares de anos de volta ao antigo Egito e Grécia.

É usado em todo o mundo hoje em medicamentos sem receita e para dar sabor a alimentos, chicletes e doce.

Um teor de mentol de 50 a 85% dá ao óleo d hortelã-pimenta seu sabor mentolado aroma e cria uma sensação única que simultaneamente esfria e estimula.

A ousada ação da hortelã-pimenta é calmante, refrescante e energizante.

A hortelã-pimenta é o principal óleo essencial para uma variedade de doenças digestivas. Com uma massagem abdominal suave com óleo de hortelã-pimenta ajudará a aliviar o intestino irritável síndrome, diarreia, flatulência, constipação, espasmo do cólon, enjoo, vômitos ou náuseas.

As propriedades analgésicas da hortelã-pimenta aliviaram

dores de cabeça por muitos anos.

Diluído em óleo carreador, óleo de hortelã-pimenta esfregado têmporas, testa e pescoço ajudam até mesmo a enxaqueca crônica.

A massagem com hortelã também é boa para artrite, dores musculares ou espasmos nas pernas ou pés e cólicas menstruais. Como descongestionante e expectorante,

O óleo de hortelã-pimenta massageado no peito trata resfriados, tosse, bronquite, sinusite e asma.

A propriedade antiviral da hortelã-pimenta combate a gripe, herpes, infecção por fungos e pé de atleta.

Como um poderoso anti-séptico, O óleo de hortelã-pimenta trata o mau hálito, as cáries e as doenças gengivais.

O óleo de hortelã-pimenta quando inalado melhora a clareza mental, o estado de alerta e a concentração e pensamento intuitivo.

É excelente para tratar a fadiga mental, bem como sentimento de insegurança, inferioridade ou apatia. Aqui está um excelente e restaurador tônica, um estimulante geral.

PRECAUÇÕES:

• O óleo essencial de hortelã-pimenta pode causar uma reação alérgica, especialmente na pele sensível, e só deve ser usado em um óleo carreador, loção ou água do banho.

• Evite usar óleos ou loções com óleo de hortelã-pimenta em crianças menores de 5 anos, uma severa reação de asfixia ao mentol pode ocorrer.

DICA DE LEITURA

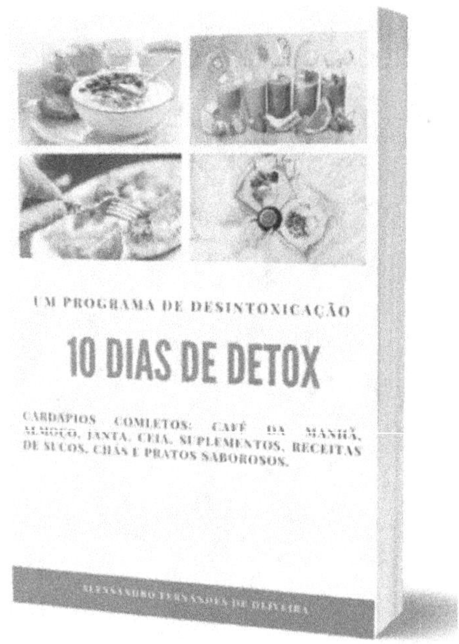

10 DIAS DE DETOX: UM PROGRAMA DE DESINTOXICAÇÃO EBOOK KINDLE

LINK >>> https://amzn.to/3k1Qs5j

35. AGULHA DE PINHO

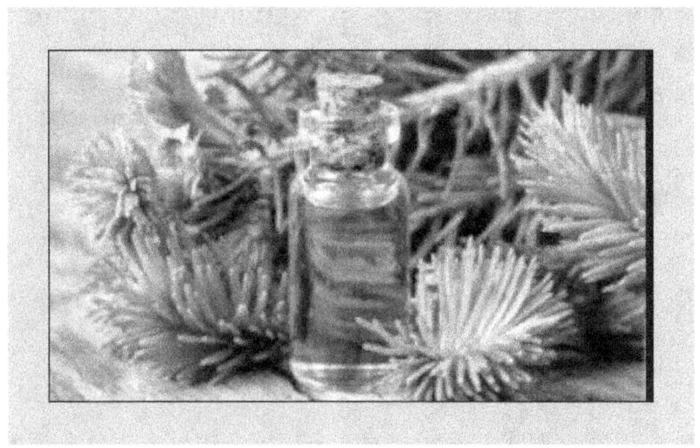

Figura 39 Óleo Essencial Agulha de Pinho

O imponente pinheiro escocês, uma perene com casca vermelha característica, rende óleo de seus galhos, cones e folhas parecidas com agulhas.

A fonte preferida de óleo essencial para aromaterapia é agulhas de pinheiro. Este óleo transparente incolor tem um Fragrância fresca, terrosa e balsâmica com um toque sutil de terebintina.

Óleo de pinho é um poderoso anti-séptico tradicionalmente adicionado a sabonetes, produtos de limpeza e desodorantes, bem como colônia masculina.

É usado em saunas e banhos de vapor para uma dupla

efeito de limpeza / energização. O aroma penetrante é revitalizante, aquecedor e revigorante.

O pinho é um óleo essencial primário para limpar o catarro dos pulmões e sistema respiratório e é usado para resfriados simples, bem como sinusite crônica, bronquite, febre do feno ou alergia.

O pinho é anti-séptico e mata bactérias e vírus. Adicionado a um vaporizador, o pinho facilita a respiração para quem sofre de asma bem como desinfetar o ar ambiente.

O pinho também fornece um analgésico estimulante massagem para dor de cabeça ou neuralgia. Pinho, em uma compressa ou loção de massagem, alivia lesões esportivas, entorses e tensão muscular devido ao excesso de esforço.

Com o banho de pinho trata a cistite, além de estimular suavemente e reanimar os fracos função renal ou da bexiga e servindo como um diurético leve. É um excelente ingrediente para incluir em tratamentos de massagem para celulite.

O óleo de pinho é bom para aliviar a fadiga e o esgotamento mental decorrentes de irritabilidade e tensão. O óleo de pinho difundido no ar limpa a psique, removendo sentimento de culpa e inspirando auto confiança, aceitação e perdão.

Uma névoa de pinheiro limpará um espaço físico de estagnação, negativo vibrações e proporcionam uma atmosfera confortável para meditação.

PRECAUÇÃO:

• O pinho pode ser irritante para a pele sensível, mesmo quando diluído no banho água, óleo de massagem ou loção.

ALECRIM

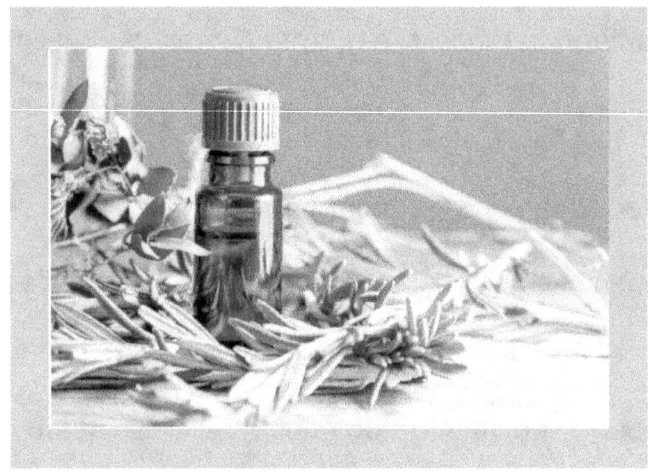

Figura 40 Alecrim

Alecrim é um arbusto espesso com folhas verde-prata e uma profusão de céu flores azuis, das quais o óleo essencial é extraído.

Este óleo fino e incolor tem um aroma doce e herbáceo com toques de bálsamo e cânfora, dando alecrim um odor ligeiramente fresco e medicinal.

Historicamente, acredita-se que o alecrim criar um escudo de proteção ao redor da psique para afastar a negatividade e é usado para esse fim em rituais de casamento e funerais.

Comercialmente, alecrim é um ingrediente tradicional em produtos para cabelos e pele.

Alecrim é calmante, reconfortante, revigorante e equilibrador.

Algumas gotas de óleo de alecrim em shampoo, condicionador ou água de enxágue irão estimular o couro cabeludo, corrigir a caspa e estimular o crescimento de fortes, cabelos saudáveis com brilho e reflexos naturais.

Alecrim em produtos faciais irá revitalizar a pele madura e opaca.

Uma massagem corporal relaxante com alecrim estimula a circulação, relaxa as articulações rígidas e alivia dores musculares, espasmos e a dor da neuralgia, artrite, reumatismo e gota.

Este óleo tem poderosas qualidades anti-sépticas e, quando difundido no ar, interrompe a propagação de infecção transmitida pelo ar.

Um banho matinal com óleo de alecrim ajuda a impulsionar o dia, mesmo aliviando uma ressaca de álcool.

O alecrim é o óleo essencial mais forte para auxiliar o funcionamento do cérebro.

Alecrim fornece estrutura mental, estabilidade e força durante os momentos de emoção estresse, negatividade e confusão.

Rosemary, popular entre os alunos e escritores, aumenta a memória.

Algumas gotas, difundidas no ar ou esfregadas pulsos enquanto estuda ou escreve, limpa a mente e estimula a criatividade pensamento, bem como visão intuitiva.

Este óleo incentiva o pensamento prático e auxilia na resolução de problemas nos níveis físico, emocional e espiritual.

Alecrim óleo ou incenso são ajudas tradicionais para centrar e focar a mente antes de meditação.

PRECAUÇÃO:

O uso de óleo de alecrim não é recomendado durante a gravidez, nos casos de epilepsia ou quando há febre.

36. TOMILHO

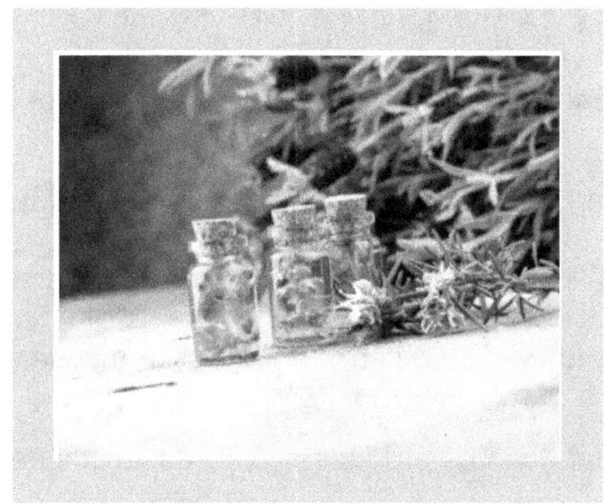

Figura 41 Tomilho

O tomilho é um arbusto espesso com pequenas folhas verdes e flores brancas.

Essencial o óleo de tomilho é extraído tanto das folhas quanto das flores brancas. Tem mais de 150 espécies de tomilho.

O mais poderoso é 'tomilho vermelho,' reconhecida por sua cor laranja ou marrom-avermelhada.

O uso recomendado em aromaterapia para tomilho vermelho é a difusão de ar, devido à sua alta concentração de fenol, um forte irritante para a pele.

Uma variedade mais suave é 'tomilho linalol,' um amarelo pálido, líquido fino, recomendado para aplicação na pele diluída em óleo carreador ou banho água.

Alguns fabricantes produzem 'óleo essencial de tomilho branco', um incolor óleo, que é uma multi-destilação do tomilho vermelho e menos irritante para a pele.

Todas as variedades de tomilho têm o mesmo cheiro até certo ponto, sendo o tomilho vermelho o mais intenso. O aroma é picante, doce, amadeirado e ligeiramente medicinal.

Óleo de tomilho era usado no antigo Egito, Roma e Grécia em banhos, queimadores e massagens, óleo como desinfetante e para preencher a atmosfera com sua agradável erva fragrância.

O efeito do tomilho é energizante, fortalecedor, purificador e re-balanceamento.

O tomilho é o principal óleo essencial usado para combater infecções, sejam bacterianas ou viral.

Ajuda na produção de glóbulos brancos, fortalece o sistema imunológico sistema e é preventivo contra resfriados, dor de garganta e gripe.

Tomilho estimula a produção de glóbulos vermelhos, aumentando assim o oxigênio por todo o corpo e trazendo um vigor renovado.

É usado durante a doença para regular a depressão do apetite e melhorar a digestão lenta ou pobre eliminação, incluindo constipação.

Este óleo essencial simultaneamente anima e acalma os sistemas corporais, restaurando a força e a resistência, especialmente nos casos de fadiga crônica, bem como a acompanhante falta de interesse sexual, frigidez ou impotência.

O óleo essencial de tomilho é emocionalmente útil em casos de letargia, melancolia e depressão, incluindo pós-parto.

Por seu aterramento e reequilíbrio ação, o tomilho é usado para tratar 'espacialidade' mental, pensamento irreal e falta de motivação.

Tomilho dá uma sensação de coragem, determinação e resolver.

PRECAUÇÕES:

• Evite toda variedade de tomilho durante a gravidez e em casos de alta pressão arterial.

• O tomilho vermelho não é apropriado para uso em óleo de massagem ou água de banho, nem com filhos.

SOBRE O AUTOR;

Alexsandro Fernandes de Oliveira: Escritor, fotógrafo e Pós-Graduação em Administração com ênfase em Recursos Humanos. Tenho certificações em Psicologia e Comportamento Animal, Nutrição de Pets.

Nasceu em Porto Alegre em meio aos campos sulinos dos Pampas Gaúchos. Mudou-se para Florianópolis SC, região de tradicional cultivo de plantas aromáticas e destilação de óleos essenciais onde iniciou seu trabalho de Escritor.

Atuante na área há mais de 20 anos, ao longo de sua carreira, fundou as empresas www.LivroSobreSaude.com.br e www.LIvroSobreCaes.com.br , foi cofundador do curso de capacitações em Aromaterapia.

DICA DE LEITURA

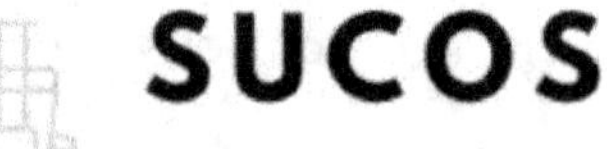

RECEITAS DE SUPLEMENTOS NATURAIS

SUCOS

Fonte de Vida

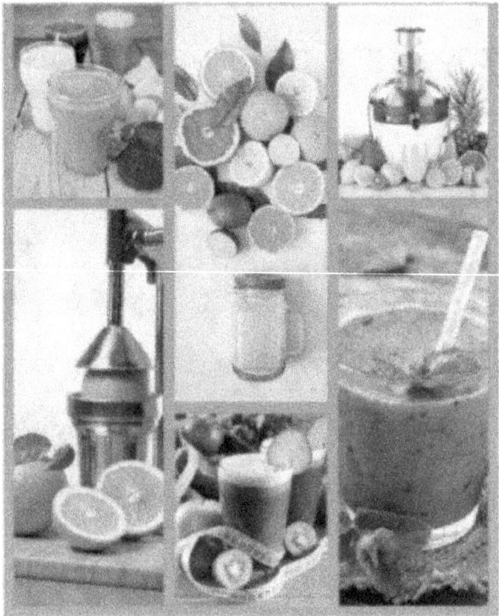

SUCOS: RECEITAS DE SUPLEMENTOS NATURAIS   LINK >>>

https://amzn.to/3du3qGF

WWW.LIVROSOBRESAUDE.COM.BR